展讀文化出版集團
flywings.com.tw

台灣民間藥草實驗録

醫藥資訊網 003

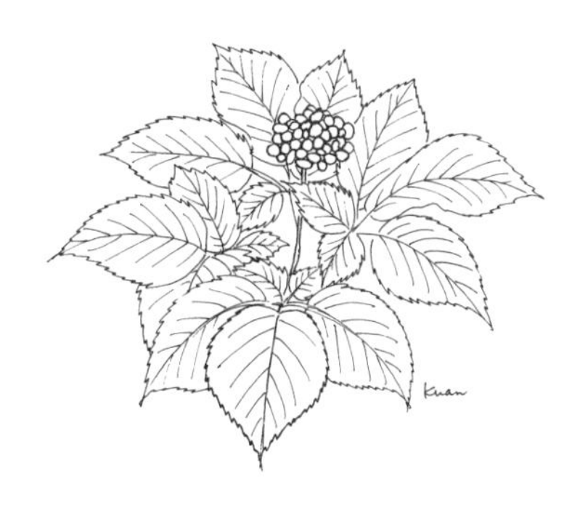

本書所載醫藥知識僅供參考，使用前務必請教有經驗之醫師，以免誤食誤用影響身體健康。

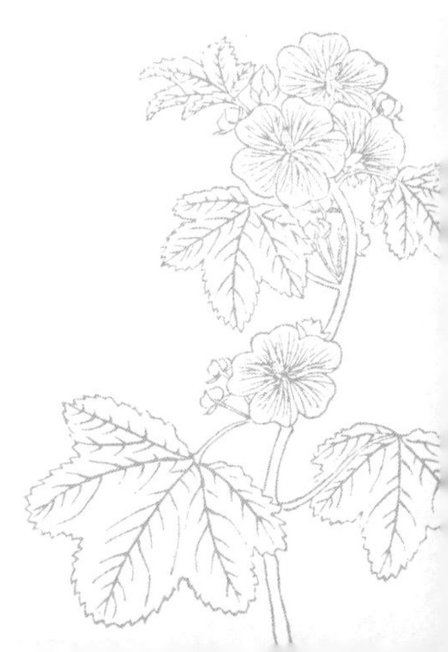

台中市藥用植物研究會　發行
文興出版事業有限公司　出版

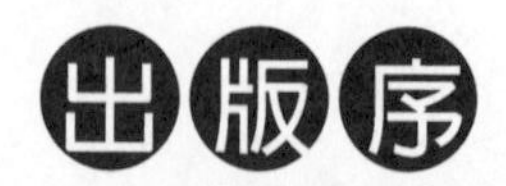

台灣民間藥草種類繁多，至於民間關於藥草的偏方及驗方更是不勝枚舉，此次為響應台中市藥用植物研究會林進文理事長推廣藥用植物之用心，本公司特自該會歷年發行之刊物中，將諸位資深會員先進多年來研究藥用植物驗方心得，以及實地走訪鄉間收集之民間偏方精華摘錄成書，其中有饒富趣味的藥草知識、中醫病理解說及驗方、偏方用法，更有中醫藥界大老對藥草使用的親身體驗，內容知識之充實廣泛，前所未見，相當難得，提供與各位讀者分享，但書中所選錄方例，僅供讀者參考，使用之前務必請教有經驗醫師，才能發揮其正確療效。

此次有幸擔任本書之編輯，在此特別感謝各位前輩先進們，以及台中市藥用植物研究會林進文理事長提供關於民間驗方的寶貴資料，在彙整本書的過程中，本人深刻體會到前輩們蒐集偏方資料的辛勞和其大無私的精神，打破傳統驗方偏方不外傳的刻板印象，將所有知識傾囊相授，相信這是一個開始，也是一個傳承的延續，期望藉由這本書，讓民眾對於藥草的活用有更深一層的認識，也歡迎各位同好批評指教，精益求精。

主編 陳[illegible]

2006.4.28

理事長序

本會成立至今已20餘年，在諸位前理事長的領導下，本會推動藥用植物研習及學術研究不遺餘力，許多藥草同好亦傾囊相授，貢獻本身所知所學，因此歷年來累積大量前輩先進爲文所敘之藥草使用心得及疾病治療驗案，惟該類文章多散見於本會歷屆會刊，未曾重整。

隨時光流逝，吾人憂心此等寶貴智慧資產淹沒於書海之中，因此借重本屆黃總幹事世勳兄之力，特將會刊中與藥草應用相關之文章選錄，集結成「台灣民間藥草實驗錄」一書，並由本會學術顧問上安中醫診所院長洪心容醫師加以潤飾後出版發行，以饗同好讀者，也讓這珍貴文化資產得以傳承下去。

本書作者群中，不乏德高望重之醫師、教授先進，其中或有已退休不問世事者，或有已謝世不爲人所記憶者，然此書的出版將能喚起後進對前人的感念，使藥用植物的實驗、經驗能永續傳承，也令吾人遂一償夙願。由於文章篇數尙有不足，除了本人外，特商請本會廖總編輯隆德兄、黃總幹事世勳兄、顧問洪心容醫師撰寫數文，共襄盛舉。最後，特別感謝文興出版事業有限公司全體員工日以繼夜努力，使得本書可於最短時間內付梓，也謝謝本會全體先進同好對本書發行殷切期盼、關心與指導。

台中市藥用植物研究會理事長 林進文

2006.4.25

目錄

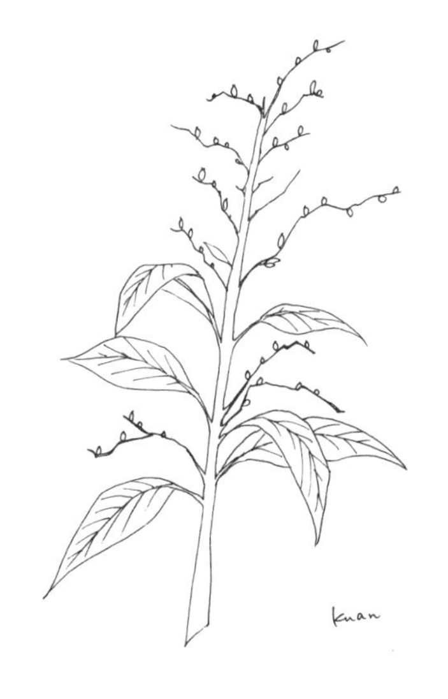
Kuan

台灣馬醉木之我驗

文／鄭木榮

世界上有數十萬種不同之植物，其中甚多爲有毒植物，毒性苛烈者，人若誤食之，嚴重者致人於非命，其輕者，往往致人痛苦或遺誤不良之健康。台灣馬醉木可謂有毒植物中之大毒者，毫無疑義。台灣馬醉木(*Pieris taiwanensis* Hayata)爲杜鵑花科(Ericaceae)植物，據《台灣植物圖說》之記載，此木之葉牛馬若誤食之，即眩暈斃死，但未言及中毒致死之劑量。馬醉木自古迄今皆用於農業農作物之驅蟲劑，實際應用於醫藥者，余未見其聞。

余自少留心中醫中草藥，對本省藥用植物之使用與研究，余更具信心，尤以對有毒植物之睛睞可謂特甚，就親身體驗得悉，有毒植物用之失愼雖有害於人，但施之得當，可起人之沉疴於立竿見影。余曾經數次體驗有毒植物而身中大毒，每次中毒都痛苦難堪，幾乎致命，但內心毫無畏懼，反得來無比之自慰，因驗知其毒性，借其毒以攻擊害人致病之病原，能使終年因病而痛苦之疾病，重回健康，省夜捫心，衷心之樂，無以比擬。

民國67年秋末，中興大學歐辰雄教授贈我台灣馬醉木葉之陰乾品1公斤有餘，余欲知其毒性如何？秤其葉1錢有餘（約4公克）納水一碗，以文火煎取半碗湯予以服下（馬醉木葉鮮者入口嚼之，有苦味，但陰乾之葉煎湯，湯呈綠色，入口無味無臭），時爲下午七時，秋末七時入夜已深，診務亦告結束，無所牽掛，服湯後至七時二十分，余身體毫無異樣，至七時二十五分，心下之肝胃位處開始作冰涼狀，繼則右脇下轉傳至背部而進入心胸部皆冰涼，冰涼狀達到右脇下之時，脈出虛弱而數，冰涼狀進入心胸部之時，兩手六脈已絕，此時目中白茫茫，無法視別物體，心神尚覺清晰，行動無力，立即熄滅燈火，上床臥下，即昏迷不知一切矣！特殊感覺全身有如被亂棍打成痛苦難堪之時而驚醒，燈光一亮，撤目一瞥，室內各物清晰展現眼前，此時凝視手錶已是該夜一點鐘有餘，全身各處乃覺疼痛，腦中睡意仍重未解而繼續入夢鄉，至清醒起床時，已經是早上六點多鐘，此時全身之痛楚全部釋除，而精神清爽無比矣。

余以台灣馬醉木葉4公分（註1）為煎劑，入腹未及半小時，胸背脇皆發冰涼，兩手六脈皆絕，視物不見，兩足乏力，昏不知人等令人可怕之中毒症狀，足證此木之毒性太大，並可探出其毒性可令人血壓下降，腦神經麻醉等抑制作用，親自體驗知悉其效用與毒性後，取其葉為末，以微少之量不斷地加以體驗，並應用於臨床，若腦神經緊張引起的頭痛、頭暈、夜不得眠之證，可獲得良好之治療功效，幾年以來，治案難以枚舉，茲書其一二以供參考。

醫案1：有陳姓男性病者，年逾40，終年頭暈不癒，睡眠若足，其苦則減，否則其病益甚，百治無效，檢查結果，病名為腦神經衰弱症。就診於余，余望其色、觀其眼、察其舌、捫其頭、敲其胸、按其腹皆無異狀，切其脈為弦數，問其經由，得知為事業操心煩惱過多之歷程；診為腦神經緊張導致之頭暈症，投以滋腎水、抑肝木、潛陽火之藥與服數日，效果不著，再以微少量之馬醉木葉末與之，藥服幾日，其病若失。

醫案2：有廖姓婦人，年屆50，患時唯頭痛、夜不得眠、心下痛、四肢無力之症；終年以胃痛、安眠、營養之藥為伍，雖能取快於一時，但藥力一過，其病又來，痛苦難言。余按其腹，得心下胃幽處，其痛不可當，兩腹肌筋拘急，脈弦滑數，斷為慢性胃炎症引起之腦神經緊張症，處以清胃火、去瘀血之藥兼配馬醉木葉末與服，經治半月諸病皆除。

註1：台灣民間驗方中常見「公分」單位，公分即「公克」之意。

本文原載於台中市藥用植物研究會會刊 第1卷春季刊

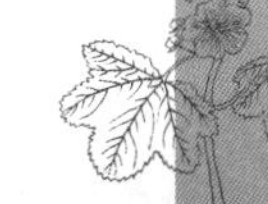

青草藥驗方三則

文／黃冠雲

一、血淋驗方

病狀：尿道熱澀刺痛，溺血成塊，下腹部脹急疼痛難忍。

病因：多因下焦濕熱蘊結，迫血妄行所致。

處方：山素英2兩、車前草5錢、甘蔗根3錢。

用法：水煎服。

功效：一服見效，數服痊癒。

說明：山素英甘微苦，性平，有行血利水之功，為通淋妙品，專治熱淋。車前草利水通淋，清利濕熱。甘蔗根甘，性涼，利水清熱。

二、久年胃病驗方

處方：通天草1兩、青果根1兩、佛手香圓根1兩、桂花根1兩、樹梅根5錢。

用法：半酒水和排骨燉服。

驗案：患者李××，男，43歲，住埔里鎮珠生路××號。患胃病飢飽皆痛，十餘年如一日，中西藥偏求罔效，幾至絕望！一日余正採藥於溪邊而邂逅相遇，因詢及之，乃為其處上方俾服十餘劑而癒，六年來未曾復發，於今健壯異常，孰敢云草仔枝不拌倒人乎？

說明：青果根即橄欖根、正干仔根。

三、紅蓖麻治癒盲腸炎

驗案：邱××，女，23歲，住埔里鎮延年巷××號。患者自覺右下腹側時發疼痛，服止痛藥則痛止，時而復發，如此數月，一日忽然大發疼痛不能止，家人急雇車載至埔里××

外科診所診治，經診斷爲急性盲腸炎（闌尾炎），急送手術房準備開刀，但經注射麻醉劑之際，全身忽起疙瘩腫塊，且數次皆然，致令難以順利進行手術。而患者則哀號不已！其兄見狀急延余治療，余因礙難往診，急處方用紅苧麻根2兩，米酒1瓶，水三碗煎成三碗，以茶壺裝妥，帶進醫院令分三次服用，第一次於是夜十二時服下，半小時後疼痛漸癒，信心大增，乃按三小時再服。凌晨七時患者自動下床如廁，已覺全身正常如無病然，旋即辦理出院手續，回家續服數服而癒，迄今數載，據追蹤調查未曾復發，因治效確切，乃敢推介諸同道。

本文原載於台中市藥用植物研究會會刊 第1卷春季刊

養生談

常見疾病適宜食物：胃病宜食魚、瘦肉、鮮奶、米飯、植物油等；肝炎宜食蛤蜊、蜆、蓮藕、木耳、紅蘿蔔、排骨、牛奶、金針、木瓜、豆漿、青菜等。

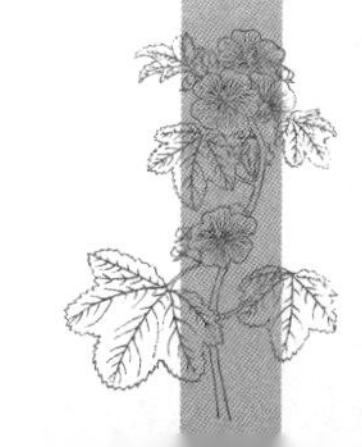

白茅根治病驗例二則

文／羅漢平

一、治急性黃疸肝炎症

科學藥物日漸發達，使人類健康長壽，得益保障，但用之不當，也相反地帶來不少副作用，引起其他的疾病，受害匪淺。

我國古傳之自然療病，多採用天然植物治療，即民間一般使用之樹皮、草根、樹葉、青草、蔬菜、水果等，成效非凡，可惜一般人均不重視。

筆者於70年11月間，初起時覺得消化不良、胃腸積脹、飲食減退現象，若多吃一些東西，就胃部發生微痛，經醫診斷，確定消化不良的一般胃痛病，則以胃病治之，日常時好時壞，經三個月後，適逢元宵節，大家吃湯圓，眼看美味當前，我也一口氣吃了一碗湯圓，三小時後，驟然胃痛不己，胃中積脹而嘔吐，坐臥不安，整夜難眠，翌日發現手腳皮膚呈現金黃色，尿赤如茶而短少，四肢無力，體重本來64公斤，病經數日體重僅餘42公斤，雖然服藥打針，亦未見好轉，病情益趨嚴重。

嵇上述病狀，確定爲急性肝炎之黃疸病。俗語：「對症下藥，藥到病除。」根據此理，筆者回憶童年時，家父常以教人治黃疸肝炎症，用白茅根（生鮮）2兩、山藥3錢，水四碗煎一碗半，作茶飲之，功效非凡。今患斯症，也照方煎服，次日果然尿赤減退，尿量分泌增加，繼續連服數日，尿清如泉，胃部（即肝膽部位）無疼痛現象，金黃色皮膚明顯地消退一些，然後加服「眞仙方活命飲」一方用：當歸8錢、川連2錢、海金沙3錢（海金沙有眞、假二種）、金銀花3錢、生耆6錢、桔梗2錢、綿茵陳5錢、赤苓3錢、熟地3錢、地鱉2錢、蟬脫去頭腳7隻、甘草2錢，以此方藥經服十餘劑，黃疸肝炎則霍然全癒。體重漸漸回復64公斤。今將個人臨床經過，刊此以供讀者參考。

白茅根。別名：茅根、茅草根、地筋根、甜根、茹根、蘭根、野管根。產地：於台灣原野路旁之宿根草，處處皆有。白茅根係禾本科多年生草，據科學研究發現其含甘露糖、葡萄糖及果糖等，又含澱粉類及少量之揮發油。本性甘寒，無毒。醫學典載：功能補中益氣，止瀉通血脈，堅筋骨，除瘀血，解酒毒，利小便，清肺熱及腸胃客熱，水腫黃疸，小便熱淋溺血，爲解熱利尿止血要藥。禁忌附註：因寒發噦，中寒嘔吐，濕痰停飲發熱者均忌服用。遇鐵不宜。

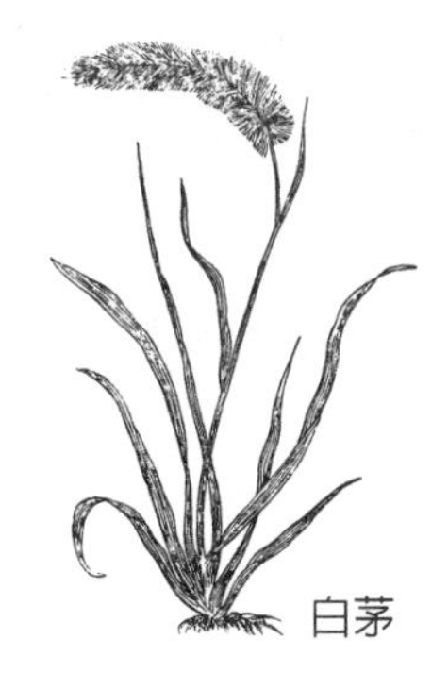
白茅

二、治腎臟發炎發熱腰痛

一年多前，一位簡姓婦人，患腎臟發炎發熱腰痛，尿短而微痛，據其說：經打針服藥，時好時壞，此病綿纏年餘，曾以白茅根5錢（乾的）、山藥5錢、車前子1錢，煎湯連服三劑，果然藥到病除，已一年多未見復發。

按：白茅根功效解熱利尿要藥。山藥甘，性平，無毒，據科學研究發現其含黏液質、膽汁鹼、澱粉等，功效爲滋養強壯消化藥，微有收斂性，對於虛弱者及消化不良者之慢性腸炎，便溏洩瀉，遺精夜尿，盜汗耳鳴健忘，神經衰弱，糖尿病等有效。車前草甘微苦，性寒，無毒，爲鎮咳、祛痰、利尿要藥。以上白茅根、山藥、車前草等三種天然植物藥物，組成合劑治腎臟發炎引起之發熱、疼痛之症，效佳。

本文原載於台中市藥用植物研究會會刊 第1卷春季刊

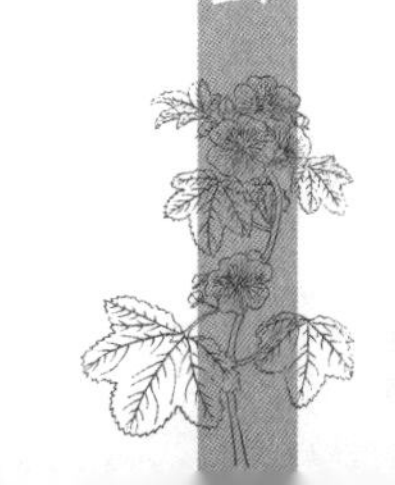

尿蛋白經驗方之解析

文／謝文全

前言

中國醫藥學院中國藥學研究所師生，為了黃志達研究生之畢業論文「台灣地區藥材貯藥方法之調查與瓶裝藥材標本之保存研究」，那琦、謝文全、邱年永、黃志達於72年1月16日來到台東市廣東路150號許春園先生所經營的存厚中藥行調查，該行以批發正統優良中藥為主，原藥或加工製成飲片之藥材約有400種左右，為一位擇善固執之汕頭老，談起中藥之貯藏及道地優良藥材之推崇更是用心至極，尤其為偽劣代用藥材之使用，反對最烈。隨後媳婦之出現，於無意中提起十歲幼兒感冒致病，引發胃腸虛弱，食慾不振，全身倦怠，體重減輕，皮膚白而躬身之事，於台東訪求名醫未嘗起色，而後轉往高雄醫學院附設醫院診治，經檢驗結果，發現尿蛋白嚴重（+++），經住院治療月餘略為好轉，隨後出院在家療養，未嘗中斷服藥，每次拿藥一個月，每月近萬元的醫藥費，經數月服藥花費壹、貳拾萬，也未能完全痊癒。在焦慮萬分之時，突然想起自己經營之中藥其消耗量如此龐大，自然有其功效，自己雖然不會診治開處方，何不訪求名醫，經朋友及報紙之刊載，聞中國醫藥學院中醫師馬建中教授十分有名氣，遂驅車前往台中，切脈問診細說病情後，馬光亞先生以安穩的口氣說，只要連續服用十劑，就沒事了，其處方如下：

處方

白朮3錢、山楂3錢、扁豆3錢、苡仁3錢、廣皮1.5錢、淮山4片、茯苓3錢、麥芽1.5錢、甘草1錢，另外再加西洋參3錢。

經服用三劑之後，小孩的飯量大增，萎靡不振的現象慢慢消失，活動越來越勤。父母高興萬分，再度前往高雄醫學院附設醫院檢驗，發現尿蛋白減少至常人正常排泄量，更增加了信心，爾後繼續服藥將十劑服完，結果幼兒身體更加硬朗，食慾大增，體重慢慢增加，讀書之興緻更高，精神愉快。然而自己非醫生，雖然藥材自己可以供應，每付藥不過數十元，不知繼續服用是否對身體有害，於諸教授調查之際，提出請教，而能得知此處方。茲將上列處方解析如下：〔依上方與參苓白朮散相近，可視爲參苓白朮散之加減方，茲列參苓白朮散（和劑局方）〕

組成：人參、茯苓、白朮、甘草、山藥各3錢，蓮肉、桔梗、薏苡仁、白扁豆、縮砂、陳皮各1.5錢。

主治：脾胃虛弱、飲食不消，或吐或瀉。

應用：慢性胃腸炎，大病後食慾不振，下痢，腸結核之一症。貧血虛弱之白帶，崩漏下血，腸內醱酵性消化不良症。

目標：平常胃腸虛弱，多難進食，常會泄瀉者，無熱而易疲勞，食慾不振者，及大病後疲勞極甚者。胃部痞滿，心悸。

方義：人參，甘而性溫，補五臟，尤能健脾胃；白朮，除去胃內停水，緊縮胃下垂及弛緩的效果；茯苓，利尿、痰飲和健脾；甘草，調和諸藥，以上四味藥乃四君子湯可補脾胃之虛熱。山藥、薏苡仁、扁豆、蓮肉，補脾去濕；砂仁，開胃；桔梗，和胃並止泄瀉，此足太陰、陽明藥也，治脾胃者，補其虛，除其濕，行其滯，調其氣而已。人參、白朮、茯苓、甘草、山藥、薏仁、扁豆、蓮肉皆補脾之藥也，然茯苓、山藥、薏苡理脾而兼能滲濕，砂仁、陳皮調氣行滯之品，然合參朮苓草暖曾而又能補中。桔梗，苦甘入肺，能載諸藥上浮，又能通天氣于地道，使氣得升降而益和，且以保肺，防燥藥之上潛也。

用法：上藥混合作成散劑，每服3錢，棗湯或米飲調服。

病因

腎臟爲身體原狀穩定(homeostasis)在於維持並行調節的器官，尿是腎臟所分泌的排泄物，也就是體內新陳代謝最終的產

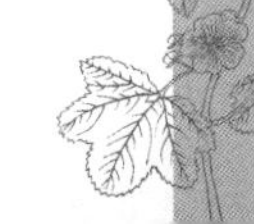

物，腎臟機能正常，尿量及其組成成分亦正常；尿量及尿成分出現異常物質（如：蛋白質、糖、酮體、血色素、膽紅素、尿酸、尿素、表皮細胞、紅血球……），於是可利用尿之分析以明瞭腎臟及體內器官種種病變。

當人體腎臟功能產生病變後，最易引起者爲發炎，腎臟一旦發炎，極易造成充血浮腫的現象，初期可以發現少量的紅血球(R.B.C.)、白血球(W.B.C.)及上皮細胞(epidermis)，若能及時治療則病情很容易控制，也不致引發其他併發症；若未加理會腎臟功能受損，則易引發其他併發症，而使尿量及尿的組成成分產生異常物質，由於異常物質的出現及病情病況演變，可診斷病者患何症。病情加劇則抵抗力更差，身體自然軟弱，尿中蛋白質若出現++ +++ ++++，即出現蛋白尿的病，此時抵抗力差極易感冒，一旦感冒，腎臟重吸收不良，營養不良則身體更糟，此病若發生在小孩，則應注射高蛋白以增加抵抗力爲主；若發生在大人，嚴重時亦同小孩之治療法，若屬機能老化現象之敗腎或尿糖太高，此時應以六味地黃丸爲主之藥物以調理之，視情況而定加減藥味以補益之（如：知柏六味地黃丸、桂附六味地黃、腎氣丸……）。在腎臟機能過濾不佳，一爲充血，一爲循環障礙或水分減少，則一方以止血消炎爲主，一方以強心促進血液循環而予以改善，若屬心臟毛病引發者，自以心臟病藥物主之。若蛋白質排泄過多，腎臟機能更差，極易引起腎臟實質細胞之退化，而呈現老化衰退之病症，若BUN（血中尿素氮）及NPN（非蛋白氮）上昇，則易引致尿毒症，此乃極爲恐怖的疾病。若爲水腫或胃停水而造成嚴重的腎臟疾患，可加豬苓、茯苓等改善之，若貧血可加四物湯以調理之，若胃不好可加小柴胡湯佐之，反之，疾病之變化萬千，用藥亦隨病予以加減變化。

解析

馬建中教授切脈問診及病情轉變之經過，得知感冒引發腎臟發炎，起初父母急於感冒發燒治療方式處理，感冒雖然痊癒，然內因之腎臟機能障礙未能發現，一段時間後，身體自然軟弱，尿中蛋白質亦相對出現，此時抵抗力更差，更易感冒，爾後腎臟機能出現嚴重吸收不良，營養不良則身體更糟，並導致食慾不振、胃腸虛弱、全身倦怠、體虛脾濕、體重減輕、皮膚白而躬身之事，此時父母才發現內因引發表症，急於求醫診治，經檢驗結果才發現尿蛋白症。

馬教授診斷後已知病症，急性尿蛋白業經高雄醫學院治療過，且病情已控制，唯一問題在於脾胃虛弱引起的消化不良，上腹脹滿，食慾減退，此時只要用滋養調中，利尿滲濕及健脾助消化之藥即可，便順手開具上方藥物，即用西洋參、白朮、茯苓、甘草及扁豆、廣皮、麥芽、薏苡、淮山、山楂。茲解析上列各藥物如下：

1.西洋參：一名花旗參、粉光參、粉光、廣東人參、西洋人參。乃五加科(Araliaceae)植物西洋參(*Panax quinquefolium* L.)的根，性清涼，可鎮靜安神，味甘可口。主生津清熱，調和藥性，補益強身。

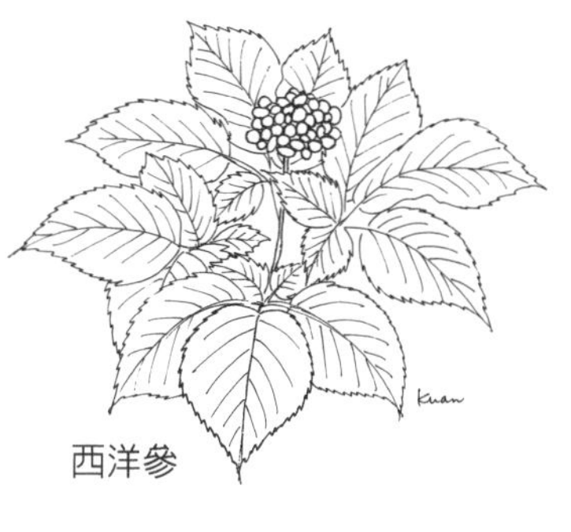

西洋參

凡內火旺盛，牙齦發炎並且腫脹作痛，甚至齒縫出血，不欲飲食，對胃腸內熱上升，內熱旺盛者效果更佳。惟胃腸寒冷者慎用。凡事務紛繁，思慮過多，內熱上升，晚間不能安眠者能清理內熱，安定神經，消除失眠之苦。凡肺部虛弱，久咳不止，或有咯血之患，體力虛弱，內熱上升，可在滋養肺病藥劑中加入，能清虛火，又能潤澤氣管，而令氣管發炎消失，咯血亦易停止。老年體力虛弱，四肢不溫暖，與人參並服，可以調和熱性，而收補身之效。凡虛弱病者，如肺癆病、心臟病等，需用熱性藥物，可加入西洋參作爲調和劑，使熱性藥物不至過份燥熱，相輔而用，功效良佳。凡患神經衰弱者，自覺病狀甚多，既不能接受熱性藥物，又不能接受寒性藥物，用西洋參可以安定神志，補益體力，調和熱性藥物，使神經衰弱患者，能收滋補功效。西洋參有強壯作用，能興奮中樞神經，提神健腦，功效雖遠不及人參，常服亦甚有益。虛弱患者，平時神疲無力，講話音低，稍微勞力，即出冷汗，脈象無力，西洋參加黃耆清煙，經常進飲，效果甚佳。退虛弱性低熱，需與其他補身藥配合治療。

2.白朮：一名貢白朮、炒白朮、冬白朮、飯白朮、山精、山連、山姜、山芥、天薊、乞力伽、山薊、朮。爲菊科(Compositae)植物白朮(*Atractylodes macrocephala* Koidz.)的根莖。性溫，味苦甘。主強壯健胃、利尿消腫、安胎止汗，無明顯禁忌症。

白朮是強壯健胃藥，補益用途比較廣泛，不僅有助於消化道，而且是良好的全身補益藥，以其藥性甘溫平和，常服久服有益，對於多虛弱症，配伍白朮能旺盛胃液分泌和胃蠕動節律，增強消化吸收功能，增強肝臟和身體抗病能力。白朮能增強胃液分泌，促進消化，凡消化道慢性炎症，影響消化能力，引起食慾減退，消化遲鈍，脘腹飽脹，倦怠乏力，以白朮爲主藥，加茯苓、扁豆、雞內金，能增強消化吸收機能，促進營養吸收。胃寒疼痛，需注重平時調補，若胃寒伴有氣短神疲，食慾減退，腹瀉並有不消化食物，白朮能助消化，止腹瀉，尤以慢性腹瀉，上下腹悶脹，不思飲食，慢性肝炎、膽囊炎，白朮皆能健胃消積。白朮是小兒疳積要藥，能強身健胃，幫助發育，增進食慾，疳積是一種慢性消化不良疾病，消化功能低下，營養吸收障礙，腹脹大，形體消瘦，腹瀉，白朮加扁豆、淮山、粉光參能提高消化機能，增進營養吸收，健康兒童，增強體質。白朮能增強體內過量水分排泄，且有致病因素之積液，如各種虛弱性水腫、關節積水、肝脾腫大腹小，皆能使水分排泄體外。腎性水腫、肝性水腫、代謝性水腫、貧血性水腫，皆體質虛弱所形成，用白朮、西洋參、山藥、山楂，以促進心臟循環機能，強壯身體，利尿消腫，效果很好。慢性關節炎因血液循環緩慢，液體不易回流，四肢末端會出現水腫，白朮亦能補益，活血消腫疼。白朮能止汗，凡盜汗、汗多、精神疲乏，加麥芽效果更佳。

3. 茯苓：一名雲茯苓、白茯苓、伏苓、雲苓、茯菟、松苓、松薯、茯靈。爲多孔菌科(Polyporaceae)植物茯苓【*Poria cocos* (Schw.) Wolf.】的乾燥菌核。性平，味甘淡。主利尿滲濕、健脾補氣、補腎安神。小便過多、遺尿者愼用。

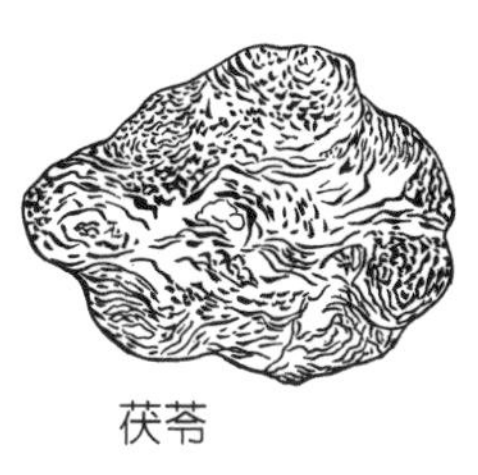
茯苓

茯苓是藥性平和的輕微補品，是常用的補助性滋補藥，因其有較強的滲利水濕作用，凡因濕引起的病症，不論性寒或熱，經過配伍，既能滋補，又能滲利。凡泌尿系統炎症出現尿少、尿頻、血尿、尿道刺痛、尿液渾濁，以及尿中有蛋白質，都可用茯苓來消除發炎，增加尿量和加強排尿功能，配合山藥、白朮……特別能消除蛋白尿，常用於治療慢性腎炎。茯苓是腳氣病的要藥，凡風濕病引起的關節炎、慢性神經炎、輕度浮腫及麻木，行走沉重，重用茯苓能利濕消腫。茯苓能治療因代謝功能紊亂和各種營養缺乏的下肢浮腫及月經不調，配合西洋參、白朮、淮山皆能解除慢性腎炎後期出現之腹水、浮腫、尿少，是腎功能明顯衰退的現象，有助於加強腎功能。茯苓的健脾乃增加胃腸道的消化吸收，制止泄瀉。凡因胃腸功能減弱，消化不良，食後腹脹，泄瀉頻繁，皆可用茯苓。慢性或過敏性腸炎，泄瀉日久，茯苓配西洋參、白朮、扁豆、陳皮、薏苡，對各種類型胃病、胃炎、胃下垂、潰瘍所常見的食少無味，脘腹悶脹隱痛、暴瀉，因補而不滯，可以常服。茯苓能補腎安神，凡腎功能衰退、面色憔悴、消瘦、頭昏、耳鳴、眼花、健忘、腰酸、男子精少、女子閉經、低熱盜汗之慢性腎炎、結核病、糖尿病、神經衰弱及慢性衰退性疾

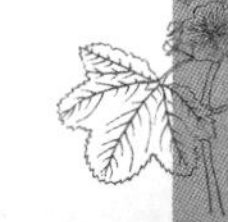

病，病後體質衰弱，病情多端，茯苓皆爲補助藥應用。

4.甘草：一名美草、蜜甘、蜜草、蕗草、國老、靈通、粉草、甜草、棒草、生甘草。爲豆科(Leguminosae)植物烏拉爾甘草(*Glycyrrhiza uralensis* Fisch.)及其同屬植物的根及根莖。性平，味甘。主補益滋養、清熱解毒、袪痰止咳、緩急止痛、緩和藥性之要藥。無明顯禁忌症。

甘草是滋養補身常用藥，炙甘草功效更佳。補身主要適應症是心及胃功能虛弱。心臟虛弱，心功能不全，出現心悸、怔忡、脈象虛弱，甘草能補身強心，治風濕性心臟病、心臟搏動無力、期外收縮及間歇脈。體質平素虛弱，偶患感冒、惡寒無汗、發熱，若用辛溫發汗藥發散過度，以致神疲無力、心慌不安、脈沉弱無力，用甘草可以調和。甘草味甘，治胃消化功能虛弱常用藥，能健胃、消食、止血，對潰瘍病療效最佳。甘草之止咳化痰主要是消炎、緩解氣管平滑肌痙攣，覆蓋發炎的黏膜，使之減少刺激，消除炎症，從而產生化痰止咳作用。甘草能緩解肌肉痙攣，如胃腸痙攣引起劇烈疼痛、腓腸肌痙攣、風濕性肌炎、痙攣性癱瘓，能抑制痙攣旺盛血循環，增強脊髓神經反射。甘草味甘，爲優良之矯味、矯臭劑，亦爲調和百藥能緩和烈性和解除毒性。

5.扁豆：一名白扁豆、大扁豆、藊豆、峨眉豆、南豆、小刀豆、樹豆、藤豆。爲豆科(Leguminosae)植物扁豆【*Lablab purpureus* (L.) Sweet】的白色種子。性溫，味甘。主健脾化濕。無禁忌症。

扁豆

扁豆主要功能爲健脾止瀉，和中下氣，如脾臟功能衰退，能致濕困的疾病，致消化吸收減弱，輸送水分受障礙，引起糖尿病、飲食失常、泄瀉腸鳴、嘔吐浮腫者皆有效。久瀉不癒，反覆發作，糞便夾有不消化食物爲慢性過敏性腸炎，需用補身健脾藥物，如：黨參、茯苓、白朮、薏苡仁、炒扁豆製成丸常服。扁豆主要功能在於健脾止瀉，舉凡所有慢性消化不良、慢性胃炎、營養不良性水腫、婦女體虛貧血、腹痛腸鳴皆有效。

6.廣皮：一名陳皮、陳廣皮、橘皮、廣陳皮、新會皮。爲芸香科(Rutaceae)植物甜橙【*Citrus sinensis* (L.) Osbeck】及其同屬植物多種橘類的果皮。性溫，味辛。主通氣健胃、消化厚痰。曾患吐血病者愼用。

氣分結滯引起的病症乃指氣體在人體內或由冷熱飲食不調，或因精神憂鬱而流行不暢，出現停滯阻塞者如胃囊、腸道、肝、脾、肺及婦科等氣結疾病，陳皮具有通氣止痛，消食散結功用。藥理研究證明通氣藥主要對消化道功能有調節作用，興奮胃腸道平滑肌，使其收縮加強，緊張力增加，排泄積氣，促進胃液分泌，改善消化吸收。故陳皮是開胃消食良藥。

7.麥芽：一名浮小麥、大麥芽、炒麥芽、焦麥芽、麰麥、牟麥、飯麥。爲禾本科(Gramineae)植物大麥(*Hordeum vulgare* L.)發芽的穎果。性溫，味甘。主健胃消食。婦女哺乳期忌服，以防乳汁減少。

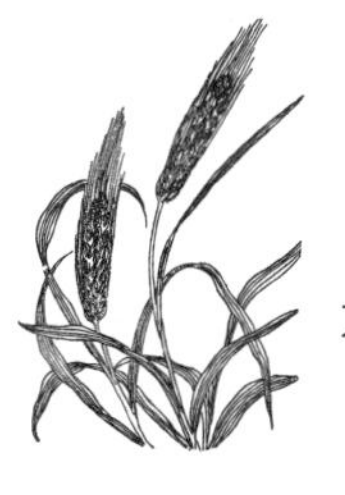
大麥

麥芽能消除澱粉質食物積滯，可用於各種消化不良的證狀，是健胃消食的良好藥物。麥芽含Vit.B及消化酶，能促進消化液分泌。凡因食米麵過量，發生胃部作脹、腹部悶脹作痛等慢性胃炎及消化道潰瘍、胃下垂有效。胃下垂是胃韌帶鬆弛所引起，胃蠕動能力衰退，用補身健胃藥能使韌帶收縮加強。病後體質衰弱，食慾不旺，睡眠不熟，調理方法，應先增加飲食，使營養狀況好轉，其他病症亦能隨之消除，麥芽可調理亦可改善慢性肝炎、肝功能不正常所引起之肝部脹痛、厭食。嬰兒或幼兒，飲乳不消化，噁心嘔吐，吐出物爲酸臭乳液，或小兒疳積，食物不消化，大便常瀉雜物、面黃肌瘦、腹部脹大及急慢性腸炎均有效。

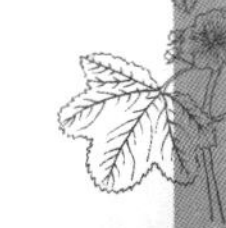

麥芽能停止乳汁分泌，故稱麥芽爲「斷乳劑」。麥芽配合扁豆、西洋參、薏苡仁能消除營養不良而引起之水腫，亦可作爲輔助藥物，適應多種消化道疾病病徵。

8.薏苡仁：一名生苡仁、生米仁、薏米、薏苡、贛屋茨、玉秫、薏黍、瞎眼子樹。爲禾本科(Gramineae)植物薏苡(*Coix lacryma-jobi* L.)的種仁。性平，味甘。主利尿滲濕、健脾止瀉、解毒排膿。孕婦愼服。

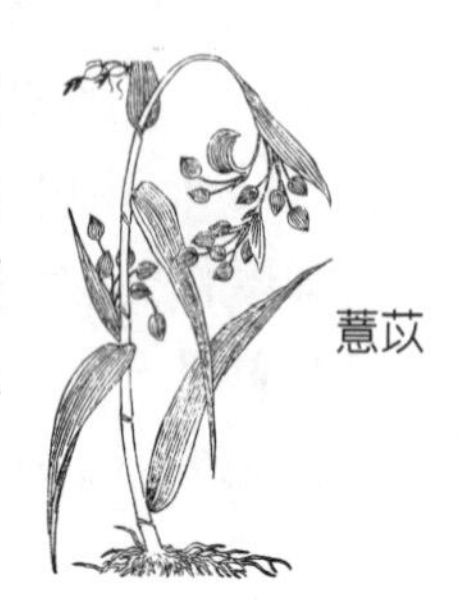
薏苡

薏苡仁利尿利小便兼有營養滋補之功。急性腎炎初期、腎臟炎突然發作期、腹部及足脛浮腫…，薏苡仁能制止水濕泛流，浮腫自然消除。暴瀉久瀉，病程較長或反覆發作，薏苡仁與其他補脾藥如：白朮、扁豆、淮山藥、茯苓並用，效果很好。薏苡仁有良好的解毒排膿效力，多用於內臟膿瘍病症。

9.淮山藥：一名懷山藥、山藥、淮山、薯蕷、玉延、修脆、山芋。爲薯蕷科(Dioscoreaceae)植物薯蕷(*Dioscorea opposita* Thunb.)及其同屬植物之擔根體。性平，味甘。主健脾補肺、固精收澀。實熱病症忌用。

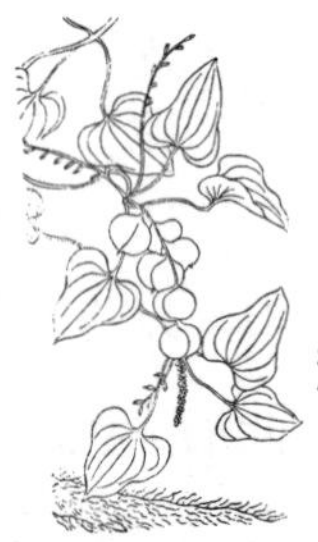
淮山藥

山藥爲良好的食療補品，可補身健胃、滋補脾胃；一切脾胃虛寒證、慢性泄瀉反覆發作及小兒慢性消化不良，增進抵抗力、加強體質有效。山藥無壯陽卻有固精作用，早泄及遺精者得以收澀，能治尿頻、尿多，此乃慢性腎臟炎及年老體虛之強腎藥。體虛、貧血或消渴證及止虛汗、盜汗，皆可隨症加入山藥以療之。

10.山楂：一名山查、山梨、酸山楂 、杋子、赤瓜實、茅櫨海紅、映山紅果。爲薔薇科(Rosaceae)植物山楂(*Crataegus pinnatifida* Bunge var. *major* N. E. Br.)及其同屬植物之果實。性微溫，味酸甘。主健胃消食、降低血壓、活血化瘀、驅蟲止痢。凡胃酸過多者忌用。

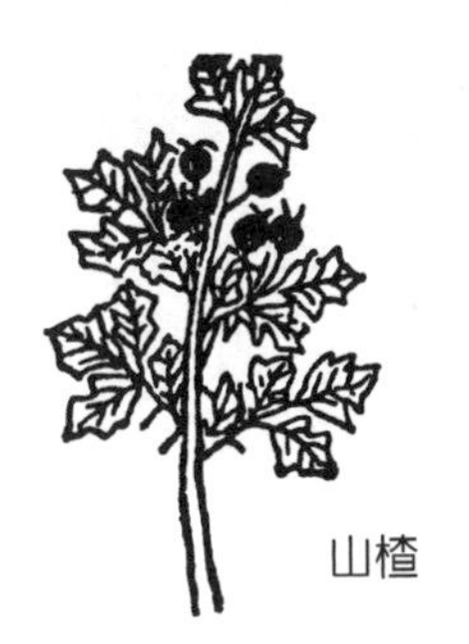
山楂

山楂含解脂酶能增加胃中酶類分泌，促進脂肪類食物的消化，特別是吃肉類過多引起的胃內部積滯、腹部脹滿有效，爲優良健胃及增進消化吸收功能。小兒疳積及大手術患重病後，往往體質衰弱，飲食減退，不知飢餓，不思飲食，服滋養補益藥品常會加重病情，即使吃滋養食品也難吸收。山楂能開胃消食，不論內服或作爲消閒食品，食之令人增進食慾。

山楂能降低血壓，對於冠狀動脈硬化心臟病引起的高血壓及良好之降膽固醇藥。在多種降血脂中藥中，山楂動效最顯著。山楂又有活血化瘀、適宜於瘀血阻滯引起的多種症候。對婦女產後惡露不淨、月經延期、排泄不暢、色紫成塊、腹痛不止及促進子宮收縮，使宮腔瘀血迅速排出，促進子宮復位而達到活血化瘀、止痛止血之功。

本文原載於台中市藥用植物研究會會刊 第1卷夏季刊

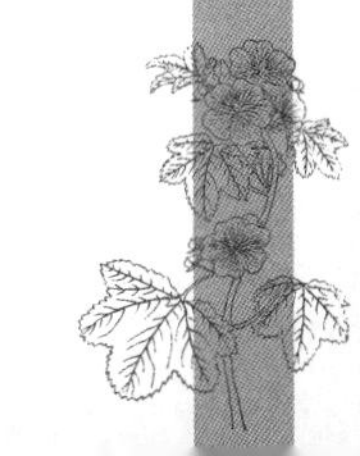

高血壓症之療法

文／鄭木榮

高血壓症此名詞，乃現代醫學之病名，於我國中醫學上，焉有此病名詞之在乎，然中醫學上所稱之「肝陽升高」、「肝陽亢進」症，就是屬於高血壓症毫無二致。

構成高血壓症之原因甚多，余敢強調人身之五臟六腑之機能一旦失其正常而造成氣血不和，都能引起高血壓症。

治療高血壓之有效草藥甚多，據余臨床上認為有效而且最妥當之草藥者，可推臭梧桐與柿乾，因這二種草藥有和緩脈絡、平和肝陽亢進之功。經余十有餘年之臨床經驗，此藥多服未見不良之反應。此二種藥雖能降低血壓，但要使病者早日根治，必須要依據病人之五臟六腑之寒熱虛實，五邪之橫逆，以及十二經之氣血之多少加以配合佐使之藥方能收到良好之治療效果。

余治療高血壓症加以分為六個病形證，即是太陽經、陽明經、少陽經、太陰經、少陰經、厥陰經等，其證狀及用藥分別敘述如下：

一、頭半後痛，項背筋強急痛，或其經脈之分野處作酸，作痛，作麻，作急者，屬太陽經形證。用藥可以臭梧桐、柿乾加萬點金、刈根、有骨消、大鐵牛。

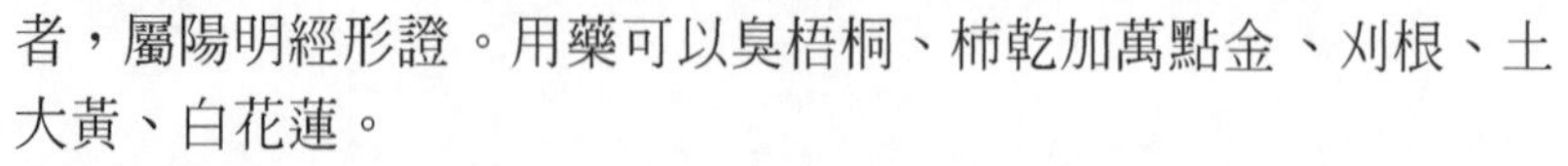

刈根

二、頭半以前痛，面赤，口渴，便秘，或其經脈分野處作痛，作麻，作酸，作急者，屬陽明經形證。用藥可以臭梧桐、柿乾加萬點金、刈根、土大黃、白花蓮。

三、偏頭痛，耳鳴，目赤，目眩，口苦，咽乾，脇滿痞痛，乾嘔或其經脈之分野處，作酸，作痛，作麻，作急者，屬少陽經形證。用藥可以臭梧桐、柿乾加蚊煙草、山苧根、黃金桂、白椿根。

四、胸滿，咳嗽，心下痞滿，嘔吐，食慾不振，或其經脈之分野處，作痛，作酸，作麻，作急者，屬太陰經形證。用藥可以臭梧桐、柿乾加香茅、黃樹藤、日月廣、月實。

五、頭暈喜眠，心悸，腰酸，面色不澤，口乾，腳氣，手足指厥冷，或其經脈之分野處，作痛，作酸，作麻者，屬少陰經形證。用藥可以臭梧桐、柿乾加本草烏、南姜、一條根、狗脊。

六、口燥，消渴，飢而不欲食，氣上衝胸，青筋怒張，或其經脈之分野處，作酸，作麻，作痛，或全身遊走痛者，屬厥陰經形證。用藥可以臭梧桐、柿乾加虎杖、黑面馬、本山查、埔鹽子。

至於高血壓證之證狀，往往都是多經形證合在一起，且除上述提綱以外，尚有多彩多姿之狀呈現，因此醫者必須依其某經形證配合某經之用藥及其他更有去除提綱外兼有證狀之藥互相合併治之，方能收到令人滿意之效果。

本文原載於台中市藥用植物研究會會刊 第1卷冬季刊

治頭痛的驗方

文／羅漢平

前言

所謂民間驗方之意義，即從廣大社會，傳自民間試驗而得具有其一面的功能和特效，其驗方皆非出自古聖經書所記載，或近今醫生所用的方劑，然民間驗方用之確實很有神驗，許多名醫學者不得不認同其眞實不可磨滅的價値。

近代東西洋各國醫學界對我國的民間驗方向以崇信，且到我國潛心從事搜集民間驗方加以試驗，若獲得試驗效果，則改易其名稱，自命爲彼等新發明之名藥。再由新聞媒介播傳後，人人爭先使用。復查我國歷代相傳的民間驗方，綜計其數，何止千百種，可惜諸多湮沒而失傳。

病史

（一）頭痛發作的原因甚多，概別的爲症候性及習慣性二種。症候性頭痛，發於熱性諸症，例如：流行性感冒、痲疹、豆瘡等，亦有胃腸疾患而發，或因噁心嘔吐、腹部膨脹、便秘等而起。尙有如：梅毒及酒精中毒，亦足可導致神經障礙而發於頭痛。

（二）習慣性頭痛，多發於煩勞心思的人，腦部如受壓迫或受其他刺激，多歸因患於腦溢血及貧血的病原，或因吸煙飲酒的過量之頭痛。

（三）現代工商業的社會，時間就是金錢，一般人敬業心切。因此，尙無時間去生病，但遇患傷風感冒時，自認體力還強壯，不吃藥也可癒，或隨便服一包便藥就了事，便藥服後不及三十分鐘，似果見效，但其病根尙未除盡，風邪尙潛伏在腦部內，若外加長久疲勞過度，則會發生頭腦局部（神經），就不定時的針針刺痛。或整個腦神經病痛的現象，可謂時代頭痛病。

（四）其次補緒之偏頭痛，爲頭部側面，殊於左側所發的頭痛，多發於過勞神經系統的人，即政治家、學者，妙齡纖弱的女子和劇力勞動者等。也有因興奮過度，消化不良而影響發生。

（五）另外還有一種勉學性的頭痛，多以勉學悲痛原因，而誘發於神經衰弱症，前頭後覺甚壓重，理解力非常障礙，雖目前所讀的書，所執的業，轉眼即忘，神經過敏，消化不良，睡眠障礙。本症多發於置身的官吏、職工、新聞記者、政治家等人之身。

驗方來源及治驗反應

筆者因內子時常發生頭腦左右後半側神經陣陣頗痛，年餘無法治癒。後得自一位廣東陳老先生傳來的驗方，連服二回，年餘宿疾，霍然痊癒。

方用：川芎2錢、白芷3錢、細辛1錢、豬腦1付（豬腦外膜的紅絲除盡），腦、藥一起，水比藥加一倍，燉一小時取湯服下，輕則一服，重則二劑，可預見痊癒。

說明

川芎味苦，性溫，無毒，有特異峻烈之香氣，對中樞神經系的作用，對動物大腦的活動有抑制性。細辛為鎮痛、鎮靜、發汗、袪痰藥，有治關節炎、感冒頭痛等功效。白芷為鎮痛藥，對頭痛有卓效。我國古時民間流傳以腦補腦歷史很久，查一百年前白郎氏Brownsequard發明了「臟器療法」後，證明動物臟器有補身和治療的功能，也促使了世界醫藥學家知曉中國人對臟器療法，早已有先見之明。

豬腦治頭痛，此功效對於用腦過度、腦神經衰弱或慢性頭痛的人，具有相當的醫療價值。

按：細辛能發邪，妙在豬腦補腦虛，白芷鎮痛而安神，川芎香氣能通腦穴清利頭目，給腦部整個細胞呈顯新陳代謝，恢復健康。

本文原載於台中市藥用植物研究會會刊 第2卷夏季刊

治心臟病民間驗方

文／羅漢平

「心臟病」是近代醫學上的一個籠統的病名。其實心臟病與中風及高血壓，都屬於血液循環系統的疾病互爲因果。據中醫學《內經》云：「心者，生之本，神之變也。其華在面，其克在血脈。」《內經》又說：「心者，五臟六腑之主也。」「心動則五臟六腑皆搖」。以上說明心臟的生理功能之重要。查《素問・萎論》說：「心主身之血脈。」何謂血？歧伯曰：「中焦受氣取汁，變化而赤，是謂血。」按諸血皆屬於心。血從心臟發動納吐。所以心臟有病影響血液循環莫大而致呼吸系統產生問題，誘發症如：眞心痛、心卒痛、喘息胸痛、怔忡、驚悸、心疝、胸痺短氣等。又現代心臟病之說則分爲冠狀動脈性心臟病、慢性心瓣膜病、心力衰竭等三大病類。

筆者爲遍訪民間驗方，獲悉同宗羅佩光有一治心臟病的偏方。該偏方係得自國代崔振權先生自己患嚴重血管阻塞症而治癒的驗方，今將羅佩光先生傳介之治心臟病偏方之原文轉載於後，以供大家研究探討，進而發揚光大，以救人濟世。

治心臟病偏方

一、用豬心1個（勿過大）將污血洗去，以曬乾之莧菜籽1兩（勿洗）放在新毛巾上，將沙塵除去，由心管塞入，置煮飯電鍋中，以水能浸到豬心爲度，外鍋放三塑膠杯水，蒸到開關跳起，取煮熟雞蛋1個，剝殼放入鍋中，在外鍋加水一杯，再蒸到開關跳起取出，與豬心菜籽及湯，作爲午餐服用，不可加任何配料，一次服完，連食12天，改爲每週1個，連食三個月，再改爲每月1個，連食一年。在食此豬心期間，忌服西藥及刺激性食物。食足6天時，往醫院檢查，如果好了，仍連食一年。

二、可治心臟血管阻塞、衰弱無力、心絞痛等症，無副作用，有病者不妨一試，紅莧菜籽在台北市可到迪化街菜籽中心購買。

三、此方提供人係國大代表崔振權先生（曾任警務處主任秘書、鐵路警察局長）彼于三年前患嚴重血管阻塞症。群醫束手，嗣服此方，竟告痊癒。

筆者查資料顯示，於四十年在上海設立之雷士德研究院伊博恩博士化驗報告說：紅莧菜含維他命A、B、C特多，更含有極多的鐵質。李時珍說：「莧菜能治痢疾」。但沒有說及莧菜籽功能用途，按雷士德研究報告說含有很多鐵質，既然其菜有鐵質，其莧菜籽所含鐵質量一定更爲豐富了，關於鐵質是造血最佳的東西，以其籽塡入豬心裡合用必有其不可思議的作用功能，意在打通血管阻塞及軟化血管以暢通的道理。也是西醫說中醫藥的玄。

本文原載於台中市藥用植物研究會會刊 第2卷夏季刊

養生談

中醫養生亦重吐納法，六字訣爲其一，是藉由噓、呵、呼、口四、吹、嘻六字的不同發音，唇齒喉舌的用力不同，以牽動臟腑經絡間的氣血運行，而達吐故納新之保健功能。

馬利筋的神奇功效

文／黃冠雲

馬利筋（*Asclepias curassavica* L.）為蘿藦科(Asclepiadaceae)草本植物，有興奮、祛痰等作用，一般用於催吐、瀉劑中。而余卻曾二次運用治療喉症及蛇瘡，均獲殊效。

一者，某年冬本會會友楊登發先生載一陳姓患者來診，係患咽喉腫痛，且長一紫黑色血泡約長一寸餘，雖無劇痛但置於舌上苦悶難當，乃鮮有之證。余則偕楊會友抵埔里眉溪搜尋馬利筋，按本品遇冬則多落葉、枯萎，殊難採得。約一小時僅採二株，旋則取回將葉摘下，和鹽少許搗爛，囑患者口啣之，面向地令其汁垂出不得吞下。十餘分鐘則破裂，吐紫血一口而愈。

又者，因訪宋姓友人，見其母被毒蛇咬傷治療退癟後，但瘡口潰爛，纏綿半載，敷延醫而無法治癒。余偶見其橘園中有馬利筋，乃採下數株，囑友人將藥以半酒半水煎後，分成兩半，半服半洗，再以其葉敷瘡口，一服而膿收，因而信心大增，繼服洗幾劑則生肌、過皮而愈。

李白云：「天生我材必有用」，當知天生百草乃為除蒼生疾苦，如能善加利用，到處皆有救人良劑。惟望諸位同道共同發掘秘方寶藏而發揚光大之，庶不愧為藥用植物研究會會員云爾。

本文原載於台中市藥用植物研究會會刊 第2卷冬季刊

民間驗方選粹

文 / 黃明日

(一) 治坐骨神經痛。

處方：白紫蘇1兩、黃瓜桃1兩、土菸頭1兩、臭加錠3兩、一條根2兩。

服法：以上藥燉豬排骨服食。

(二) 治各種結石症（含膀胱結石、腎臟結石、尿道結石）

處方：白冇骨消5錢、筆仔草3錢、化石草2兩、浸水竹5兩（註a）、車前草1兩、遍地錦5錢、一枝香5錢、香圓根5錢、天芥菜5錢（註b）。

車前草

服法：以上藥水煎兌冰糖服。

註：(a)各種竹類均可，插於水中五年以上，取其上皮層使用。

(b)天芥菜藥材來源有多種，此種來源爲菊科生毛將軍【*Blumea lacera* (Burm. f.) DC.】，一名紅頭草、山白菜。

(三) 治痔瘡（含內、外痔）

處方：小號辣椒頭5錢、月桃根1兩、刺菝仔3兩、鈕仔茄1兩、黃連召5錢、六神花3錢。

服法：以上藥燉大腸頭服食。

本文原載於台中市藥用植物研究會會刊 第2卷冬季刊

埔里鎮民間驗方蒐集

文 / 李連成

一、治肝病方如下：

咸豐草、紅田烏、山苧仔頭、木棉根、鈕仔茄、久年浸水竹，水煎服。

二、婦人子宮卵巢發炎：

紫花炮仔草4錢、本地三七（菊三七）4錢、薑黃3錢水煎服。

三、外痔：

刺榴仔頭燉豬大腸頭（孕婦忌之）。

四、癲疝：

萆薢3錢、棕子3.5錢，酒水燉豬腸。

五、打傷：

乳香1錢、沒藥1錢、血竭1錢、兒茶1錢、白芷1錢、白芨1錢、梅片1錢，共爲末製成滾膏（註2，用米醋）外敷。

註2：滾膏製法－前藥爲末調醋成粥狀以文火煮滾，倒在布塊再加梅片，趁熱敷之，兩天換一次。

六、膽結石方：

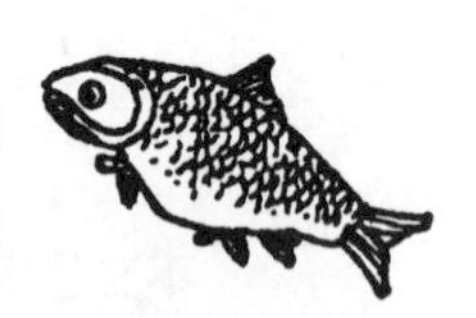

土鯽魚2尾、蔥根用油煎酥，再用米醋少許加煮合醋滲入，吃後半小時再吃南瓜煮黑糖一碗。

七、治久年鼻血方：

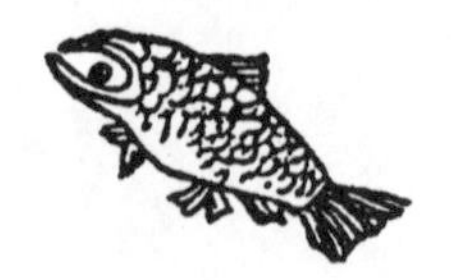

旱蓮草（鱧腸）燉土虱魚。

八、治扁桃腺炎（單雙喉哦）

紫莖牛膝頭搗汁加人乳半杯嗽口。

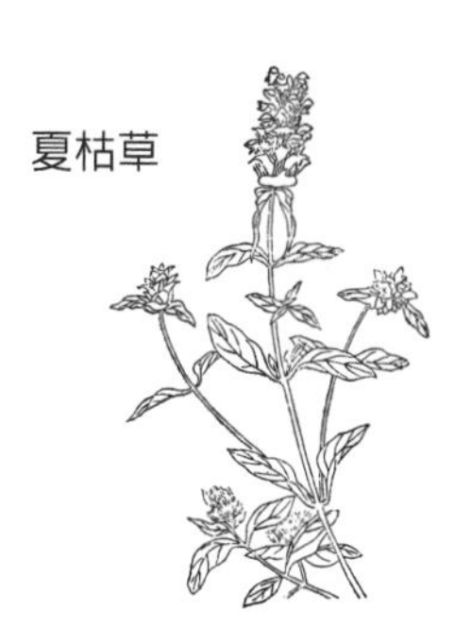

夏枯草

九、治瘰癧方：

烏踏刺4錢、釘地蜈蚣、鐵銹製醋，杜牛藤、夏枯草、豨薟草、昆布、海藻、天台烏各2錢。

本文原載於台中市藥用植物研究會會刊 第3卷夏季刊

養生談

痔瘡的預防方法：1.多吃高纖維食物；2.少吃刺激性食物；3.多喝水(一天八大杯)；4.養成定時排便習慣；5.便後沖洗肛門；6.避免久坐或久站；7.常做提肛運動。

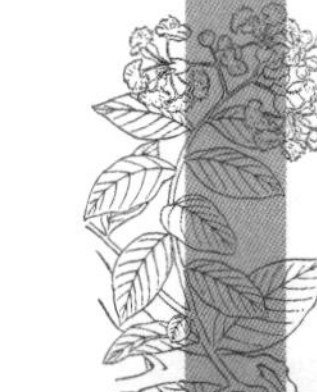

尿路結石病青草驗方奇效

文／羅漢平

人身百體，功用各有所司，如腎臟是人體主要之排泄器官，人每天吃進之食物除吸收利用外，所餘下之水分等就從尿液排出。

按醫學所稱：泌尿系一包括腎臟、輸尿管、膀胱、尿道，皆爲尿路排泄系統。

查尿路結石病在我國醫學文獻上早有記載，《內經》將它歸屬於淋症。淋症分爲五種，其一熱淋；其二石淋；其三血淋；其四膏淋；其五勞淋。

按結石之病因，依中西醫學上可分兩個角度概述。西學說：尿液中排出太多不溶性之物質，乃由黏性醣體及黏蛋白等有機物爲主質，加上許多結晶沉澱物質，含有金屬離子如鈣、磷，以及有機酸或草酸、磷酸、尿酸等形成爲結石症。

按中醫學說：外感風邪、濕熱，風爲陽邪，最易化火，或濕入侵下焦，蘊結腎臟與膀胱，消煉陰液，導致腎虛傷陰及膀胱，濕鬱熱蒸，引起一系列泌尿系症狀，發爲熱淋、血淋或砂淋，即結石症。

尿路中一旦有結石，不一定都會發生劇痛。但發生嚴重性劇痛，皆因尿路中之結石正好嵌在輸尿管最狹處，使結石無法暢通而塞住尿路，致整個排泄器官之細胞發炎而引起劇痛，爲急性發病症，同時併發嘔吐、痙攣等症狀。

今日世界醫術發達到物理醫學、機械醫學、太空醫學，最近報載人可換心，手術亦成功，可謂醫術到達登峰造極之境界，實爲人類帶來一大福音。但自然心換上機械心而得延長生命，焉能活到多久，吾人靜觀往後之時光去證實。

際此，科學醫藥進步已到頂點，然目前許多西方醫學專家何以治病反而重視自然療法，其理由很簡單，因爲人是自然動物之一，每天吃食五穀雜糧肉食，皆係取之自然動植物，本乎自然養自然因得養生延年。若人體一旦受病以自然動植礦物療治，爲天造化萬物大而無私，乃醫食同源，爲根本之理則。

我國自神農氏嚐百草，爲人類治病保健，就其本身作爲實驗，比現代用小白兔、小白鼠作試驗更合現實科學和實際。值得國人自傲而敬仰神農偉大之科學精神。

青草植物對人類養生保健治療歷史悠久，數千年來肯定而不可否認其功能和價值。

筆者旨在發揚中華青草植物文化。將過去對尿路結石者服用後，具有相當成效之青草驗方，報告於後：

按臨床治驗例舉：現住台中市青年劉行明，男，26歲，於國73年10月下旬一晚十點就寢時，忽然半夜自覺胃部有感微痛，起床服些胃藥再睡，不到一刻胃痛更甚，凌晨五時臉色蒼白，即驅車送醫院急診，經打針吃藥暫獲痛止，但一身疲憊不堪，再經檢查判定爲腎結石病。施治三天仍未痊癒。後改服筆者提供之青草驗方，當天連服二劑，就覺感輕鬆很多，翌日連服二劑，解尿舒暢而無痛苦，同時隨尿排出二小塊石子，如白米粒之大小，其病豁然而癒，迄今不再復發。

青草驗方：白茅根2兩（鮮根打碎，抽去硬心取肉使用）、山藥5錢、車前子2錢，用四碗水煎餘二碗作茶飲下。

白茅乃禾本科多年生草本，生於原野路旁。科學分析：白茅根含有甘露糖、葡萄糖及果糖、維生素乙等。白茅根性甘寒，無毒，以肥粗色白者爲良品。《神農本草經》：勞傷虛羸，補中氣，除瘀血，利小便，下五淋。

本文原載於台中市藥用植物研究會會刊 第3卷夏季刊

民間的草藥驗方

文／欉新寬

一、治遍身發癢

1.外洗方

蒼耳草、紅骨蛇、青花野百合、白刺杏、野雞冠花、柚子葉、苦藍盤、七里香、杠板歸、出世老各1兩，矾、鹽各2兩，水煎洗。

2.內服方

釘地癀2錢、銀花3錢、辣椒頭5錢、梵天花5錢、苦藍盤3錢、紅骨蛇3錢、莃薟草3錢、土煙頭3錢、靈仙二2錢、山芙蓉5錢、石菖蒲2錢、苦參根2錢、埔銀1.5錢，水煎服。

二、腮腺炎（豬頭肥）

1.外擦方

銅青調米醋擦患部。

2.內服方

黃花野百合2兩、梵天花1兩，水煎服，二服立效。

三、纏身蛇（帶狀疱疹）

第一方：

鮮品狗咬癀8兩（苦草）搗爛絞汁，一半調米醋擦患部，由尾向頭擦，一半沖米酒服，服後腫消痛減。

第二方：

串格癀5錢、鴨蹄香5錢、七里香3錢、山芙蓉3錢、白花蓮5錢，半水酒煎，煎好一半內服，一半外擦患處。

四、治療糖尿病的驗方

1. 先用有加利葉1兩、樸仔根2兩、拔仔心葉1兩、紅知母乳2兩，用五碗水煎成二碗湯。

2. 再用湯燒豬胰1付或粉腸1付，一日份分作二次服十天立效。

本文原載於台中市藥用植物研究會會刊 第3卷夏季刊

養生談

糖尿病的預防方法：1.近親中有糖尿病者應及早檢查；2.節制食量、適當運動，避免肥胖；3.四十歲以上中老年人宜定期檢查。

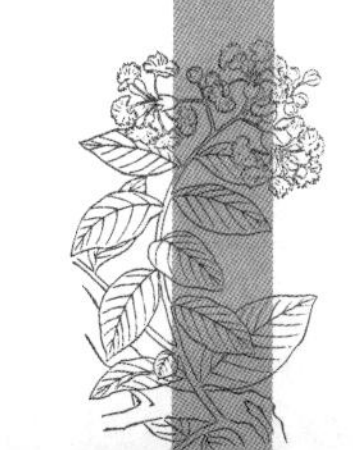

埔里蛇藥專家採訪記

文／黃冠雲

本省處顧亞熱帶地區，氣候溫和潮濕，最適宜蛇類生長。埔里位居台灣地理中心，四面環山，疊嶂層巒，荒山田野尤多毒蛇出沒，故時聞被毒蛇咬傷者，亦正因如此而產生不尠經驗豐富的治蛇傷專家。愛蘭里林順孝先生乃此中佼佼者，早已遠近聞名，數十年來不僅埔里地區傷患被救治者不計其數，全省各地患者纏綿不愈而求善後者亦不在少數，因而大名日顯；且其向以慈悲爲懷，不計報酬多少抑或義務治療，均盡心盡力搶回患者性命，其義行早爲地方各界所讚許。

73年11月28日本會許理事長率同本會會員十幾位道長蒞埔里採訪民間驗方，提起本次要點爲採訪蛇藥，乃由李金士會友與余帶路前往愛蘭林家。詎料林順孝先生已於去冬因中風而駕返道山，一聞之下，諸位道長均惋惜不已！余即向林先生遺孀表明來意，林太太被諸位道長熱忱所感動，急將平日用以治療蛇傷之藥物全部搬出，雖容器所標列之藥名有異，但經各道長之仔細辨認，不費多時則一一認出是何藥物，然後由林太太說明用法，奈因憶及往事傷心掉淚無法言明，乃約余於日前抵其家，再由得父眞傳之次子英機先生補充說明，茲將其方詳列下：

一、蛇傷最重要藥品

紅骨蛇、大仲癀、蛇莓、火炭母、葉下紅、咸豐草。

二、龜殼花蛇咬傷

處方：大仲癀、黑藤、天泡藤、紅骨蛇、蚶殼草、蛇莓各約1兩。

煎法：輕傷用半酒水，重傷用全酒（米酒），以24公升煎至12公升（2酒瓶）

服法：每次灌服藥湯半碗，30分鐘服用1次，癀退後改一小時服用一次，劑量不變。

三、雨傘節蛇咬傷

處方：青木香、紅骨蛇、大仲癀、黑藤、各1兩至1.5兩。

煎服法：同上。

四、百步蛇咬傷

處方：紅骨蛇、蛇莓、蚶殼草、蘆薈、火炭母、葉下紅各1兩。

煎服法：同上

五、倒吞癀（被毒蛇咬傷，不慎摸到傷口而取食物食下，蛇毒內發者名倒吞癀）

處方：天泡藤、大仲癀、各2兩。

用法：煎水當茶飲，至不嘔吐爲止，再加入主要藥物煎服。

六、蛇瘡

處方：粗糠樹葉、有廣麻、榕樹心。

用法：外敷－各約量搗敷患處。

內服－各2兩煎當茶飲。

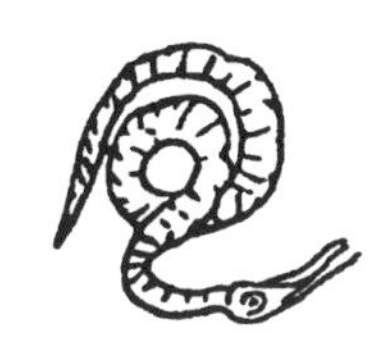

七、去腐肉

處方：蚶殼草、綠竹心、龍眼肉各約量。

用法：共搗敷患處，一日一易，至腐肉除完爲止。

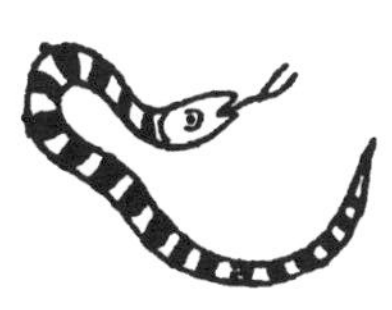

八、養新肉

處方：半邊蓮、綠竹心、紅骨蛇各約量。

用法：共搗敷患處，至肉生滿爲止。

本文原載於台中市藥用植物研究會會刊 第3卷夏季刊

訪埔里同仁堂國術館專欄

文／資料室

（一）山柑仔

土名：山紅棗。

產地：高山石壁中。

功用：骨科專用藥。

主治：蝕骨、骨骼癒合用。

配方：治蝕骨用時（山柑仔1.5兩、楦梧1.5兩、黃金桂1.5兩、苦楝1兩）。

（二）觀音串

土名：鴨公青。

用量：單味用4.5兩燉水用。

功用：清熱解毒。

主治：臀部生瘡。

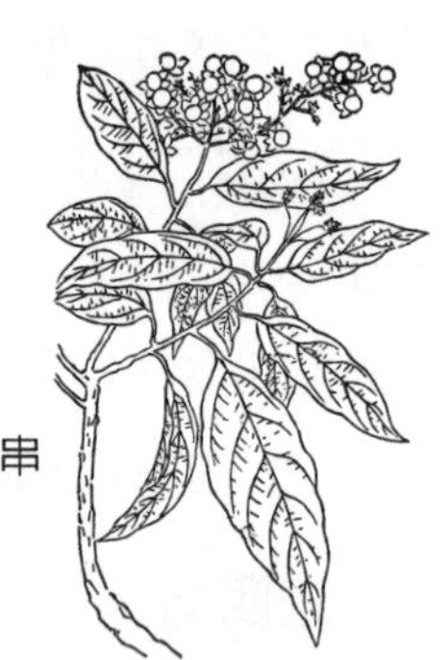

大青，又名觀音串

（三）山素英

功用：眼科專用藥。

主治：眼內生白膜。

方劑：山素英5錢、白龍船5錢、白肉豆5錢、白刺莧2錢、白雞冠1錢，半酒水燉雞蛋。

（四）大疔癀

功用：消腫退癀。

主治：破傷風。

配方：大疔癀1兩、九層塔1兩，煎酒用。

（五）黃金桂

土名：牛港刺。

注治：骨節酸痛、神經痛。

用量：黃金桂4兩，半酒水燉排骨。

（六）水流沙

土名：秤飯藤。

功用：專治腰酸痛。

用量：秤飯藤5錢燉半酒水。

（七）山土煙

功用：跌打損傷、碰傷。

用量：山土煙1.5兩燉瘦肉。

（八）山埔鹽

功用：治傷風感冒、風邪。

用量：山埔鹽1兩、紅刺蔥1兩、山胡椒1兩、雞屎藤5錢、埔銀2錢煎水用。

（九）山芙蓉

主治：瘰癧、癌（疽）症。

用量：山芙蓉5錢至6錢。

服法：治瘰癧時。

(1)先用藍投根1.5兩燉青殼鴨蛋服用二帖（不可停）

(2)再用山芙蓉5錢、埔銀2錢粿葉樹根1.5兩，半酒水燉青殼鴨蛋服用。

（十）楦梧

功用：月內風、骨節酸痛都通用。

用量：一般都不單味用，合方用較多。

（十一）山苧仔頭

功用：治各種肝病。

用量：(1)治肝病－山苧仔頭2兩、山棉頭2兩、車前草5錢、清水燉雞腳。(2)治肝硬化腹脹－上方加大黃2錢至5錢。

（十二）大金英

功用：治月內風。

用量：大金英5錢、楦梧5錢、黃金桂1兩、川芎1錢、大風草1.5兩、白芷1.5錢、當歸2錢，半酒水燉公雞。

（十三）埔銀

學名：南嶺蕘花。

用量：有毒，不可過量，一般爲合方用。

（十四）連鯉蘭

別名：山甲草、排錢草。

功用：筋骨酸軟（單味一次1.5兩）

（十五）車前草

功用：清熱、利尿。

治子宮發炎方：車前草2錢、萬點金5錢、觀音串1兩、大金英1.5兩、白芷5錢、川芎1錢，燉2遍米湯。

（十六）苦楝仔白

功用：治腳風、手風。

（十七）萬點金

土名：秤斤頭。

功用：退肺經之火，利水。

主治：咳嗽－萬點金1.5兩、雞屎藤5錢、薄荷1錢、小金英5錢。

服法：上藥煎好後，取湯沖雞蛋、冰糖。

本文原載於台中市藥用植物研究會會刊 第3卷夏季刊

養生談

藥草採集原則：根及根莖類通常於秋末至春初採收，此時藥草地上部分枯萎，養分多儲存於根或根莖內，但半夏、延胡索等則須於夏季莖葉枯萎時採收。

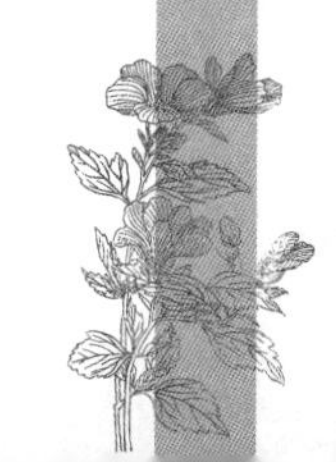

治空空症十二時辰發病對症服藥

文 / 曾萬丁

子空方

川芎2錢、白芷3錢、靈仙2錢、荊子2錢、草果2錢、甘草5分。

丑空方

歸尾2錢、赤芍2錢、砂仁3錢、黃芩2錢、荊芥2錢、防風3錢、甘草6分。

寅空方

陳皮2錢、半夏1.5錢、薄荷1.5錢、茯苓1.5錢、白芍2錢、澤瀉1.5錢、甘草5分。

卯空方

珍珠2分、琥珀5分、中白1錢、大片1錢、珠砂1錢、血結2錢、射香2分，共爲末。

辰空方

淮七1.5錢、金不換1錢、生地3錢、赤芍2錢、杏仁2錢、桔梗2錢、甘草5分。

巳空方

木通1.5錢、香附2錢、砂仁2錢、丹皮2錢、乙金2錢、赤芍2錢、廣木甘草各5分。

午空方

歸尾2錢、赤芍3錢、蘇木2錢、川七1.5錢、桔梗2錢、川芩2錢、九層塔2錢、甘草6分。

未空方

紫蘇2錢、陳皮2錢、薄荷1.5錢、杏仁2錢、川貝1.5錢、紅花1.5錢、枳實2錢、甘草6分。

申空方

羌活1.5錢、枳殼2錢、澤蘭1.5錢、桃仁2錢、黃芩2錢、荊芥2錢、酒軍3錢、甘草7分。

酉空方

車前草2錢、香附1.5錢、木通2錢、檳榔2錢、枳殼2錢、赤芩2錢、龜板2錢、丹皮2錢、甘草5分。

戌空方

蘇子1.5錢、青皮2錢、麥文冬2錢、仙楂2錢、丹皮2錢、川貝1.5錢、甘草2分。

亥空方

杜仲2錢、小茴2錢、川椒1.5錢、故紙2錢、當歸2錢、甘草2分。

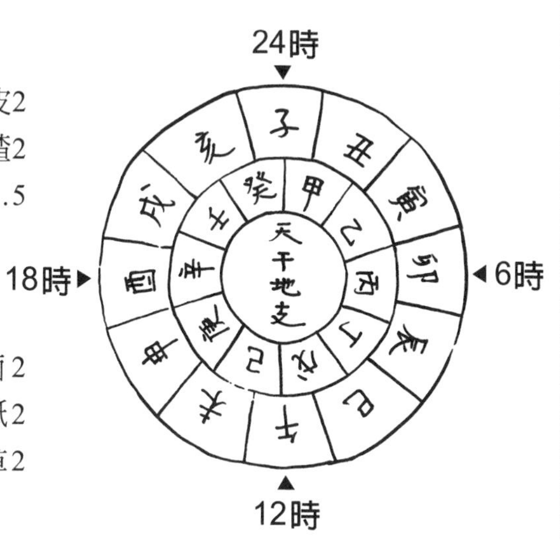

本文原載於台中市藥用植物研究會會刊 第3卷夏季刊

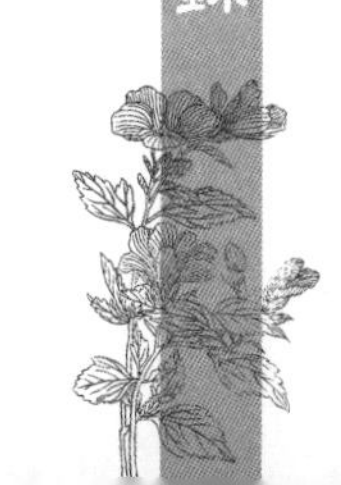

埔里民間藥暨蛇藥之採訪

文 / 林錦雲

一、蛇藥

內服：紅骨蛇頭、蛇莓、釘地蜈蚣、大疔癀各0.5兩，煎湯沖酒喝。

外敷：紅骨蛇葉、蛇莓、千金陳、烏蘞莓，搥爛敷。

提供者：潘昭

內服：大疔癀、風不動、倒地瓊、天仙陳、六神花2個、金錢卜荷、武靴陳、六月雪。

外敷：紅骨蛇葉、蛇莓、葉下紅、鬼針草、火炭母草、搥爛敷。

倒香癀：風不動、大疔癀，煎水當茶喝。

去臭肉：綠竹心、含殼草、龍眼肉，搥爛敷患處。

流血汁：山桂花葉一味，煎湯放入明礬蒸傷口。

二、其他

提供者：林英機先生

治月內風：紅花虱母頭12兩，炒茶油燉雞半酒水。

面疱：走馬胎、本牛七、莿桐皮、狗尾蟲、苦藤。

月經不順：武靴陳、絲瓜布、山棕，後二味燒灰。

治頭痛：土煙頭、蚊煙頭、鳳尾草、大風草、雙白皮、枸杞根。

關節炎：楦梧根、桂花根、水流沙、土煙頭、山素英、紅花、虱母頭、杜虹花、肉蓯蓉、川芎、肉豆寇、北仲、牛七、西歸、桂枝。

治咳嗽：小金英、雞香陳、薄荷、雙白皮、桔白皮、桔仔葉、扁柏、枇把葉、桂花葉、冰糖沖蛋。

本文原載於台中市藥用植物研究會會刊 第3卷冬季刊

治小兒發育不良

文／資料室

治男小孩發育不良

野生狗尾草1兩、橄欖根5錢、小號紅雞公1兩、紅根草2錢芙蓉頭1兩、九層塔頭1兩、黃金桂2兩、汀枰根1兩、本地川七5錢、烏面馬5錢、秤飯藤5錢、骨碎補5錢、狗脊1兩、淮山1兩小號山拔2兩、白弄樓頭1兩、紅哆哖2兩，燉雌雞，20碗水煎6碗湯服。

治女小孩發育不良

狗尾草1兩、紅根草5錢、鴨舌癀1兩、白雞過5錢、秤飯藤5錢、川七5錢、楦梧2兩、白肉豆根5錢、芙蓉頭2兩、九層塔頭1兩、紅蚶殼草5錢、小號山拔2兩、荔枝根1兩、龍眼根1兩、狗脊1兩、橄欖根5錢、紅牛港刺1兩、刺拔頭2兩，20碗水煎6碗湯燉雄雞。

治乳癰

兔耳菜5錢、八角蓮5錢、蒲公英5錢、黃連蕉5錢、雙面刺2錢、埔銀2錢、半枝蓮1兩、蛇舌草1兩，10碗煎4碗水水煎服。

治近視、視力減退

千里光1兩、甘杞5錢、山素英1兩、小號山葡萄1兩、白青箱1兩，8碗水煎4碗湯燉雞肝服。

本文原載於台中市藥用植物研究會會刊 第4卷春季刊

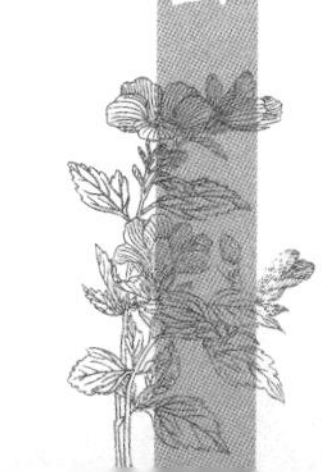

台中市民間驗方之採訪

文 / 資料室

73年12月23日星期日陰天於台中市採訪

地點：成功路第一市場巷，漢強百草店的李漢強先生提供

一、感冒

主劑有：紫蘇3至4錢、薄荷3至4錢、大風草5錢、土牛七（蔡鼻草）5錢、白甘草（岡梅）5錢（若喉乾增至1兩）。

加減方：

(1)骨節疼痛：加紅刺蔥3錢、台灣魚木5錢（三腳桌）。

(2)熱嗽：（黃痰）加魚腥草5錢、桑葉5錢、黃花密菜5錢（蟛蜞菊）。

(3)冷嗽：（白痰）加雞屎藤3錢、澤蘭3錢、金錢薄荷少許。

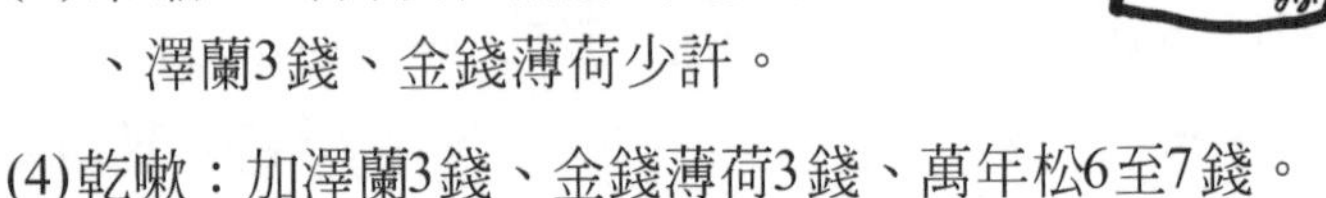

(4)乾嗽：加澤蘭3錢、金錢薄荷3錢、萬年松6至7錢。

二、肝病

(1)急性：以利尿作用居多，大多用涼劑，七層塔6錢、木棉花5錢、咸豐草5至6錢、黃水茄3至4錢。

(2)慢性：用溫劑，固胃藥，加桂花根（或欖仔根）燉瘦肉。

(3)急性肝炎：加腎藥，含羞草4～5錢、化石草2～3錢、野孤（土地公枴）3錢、登豎屋3錢，若水腫加玉米鬚1～2錢，黃膽，便秘加蘆薈1～2兩。

三、已經中風者

(1)紅柿根1兩、臭轍頭（山香）3兩，煎水加冰糖6碗煎成2碗。

(2)藤根2兩、岡梅2兩、火炭母草1兩。若血壓高，加仙草，熱天用2兩，冷天用1兩（仙草放的量多，則岡梅量少）

四、促進青少年身體發育，或撞傷

(1)烏面馬1兩、土川七（虎杖）5錢、野牡丹1兩、金英根2兩（屬薔薇科）、九層塔頭1兩（肥胖者加之）、甘草1錢（怕冷者加之）。

(2)九層塔燉肉骨亦可。

(3)若小孩不吃飯：九層塔3兩、狐狸尾3兩、尖葉蛤殼草2兩（埔里有此藥）。

五、傷到中樞神經，致使下半身麻痺

白長春花的花葉絞汁加蜜，一次服用一湯匙，連續二星期。

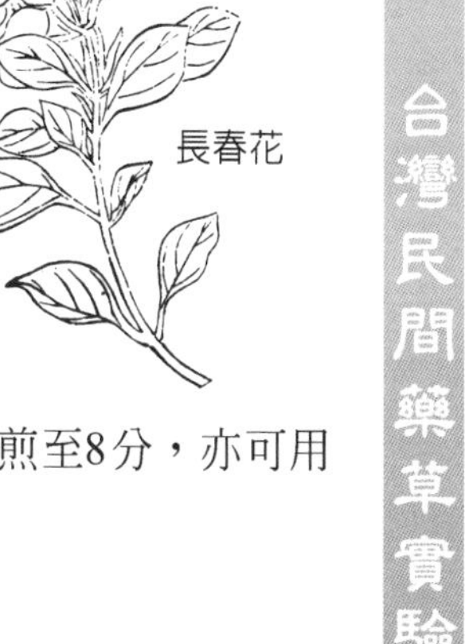
長春花

六、誤吃蔓陀蘿花

若誤吃蔓陀蘿的花，隔天看人會一片霧茫茫，此由於花內含Atropine會傷害人體的副交感神經，致使瞳孔放大，無法看清物體。可用甘草1兩、黑豆2兩、水煎由2碗煎至8分，亦可用於瓦斯中毒，誤吃洗碗精。

七、開水燙傷

(1)大黃（粉末）加茶油塗患部。

(2)海金砂（燒或灰）塗患部，再澆茶油。

八、燒不退（已持續幾天）

參、耆、草各1.5錢（小兒3錢），水煎煮。

此驗方黃冠雲中醫師提供。

九、治久年頭風、頭痛

(1)川芎茶調散9 gm/day，飯前服，一天服3次。

(2)六神花（研末）2 gm/day，飯後服，一天服4次。

此驗方由張春霖草藥師提供。

本文原載於台中市藥用植物研究會會刊 第4卷夏季刊

養生談

中醫強調：眩暈證莫輕忽。尤其中年以上，因肝陽上亢引起的眩暈，嚴重時若突然暈倒，有發展成中風的可能，宜及時防治，節肥膩酒食，忌辛辣，戒躁怒，鍛鍊身體。

水痘傳染病毒驗方

文／羅漢平

時值春季，正是兒童患發痲疹水痘時期，痲疹水痘乃兒童最普遍常見的病毒，也是急性傳染病毒，關於痲疹及水痘二症分別概述於后：

（一）痲疹是與生俱來的先天遺毒，爲小兒不可避免之病。痲疹症狀初起，多有咳嗽、鼻流清涕、眼淚汪汪、兩胞浮腫、身體漸熱、二三日或四五日始見點於皮膚表面，形如痲粒，色若桃花，間有類於黃豆大小。

（二）水痘也是小兒常見的傳染病毒，病因居多由傳染而發。按現代醫學：水痘是一種叫「水痘毒」的微生物進入體內引起的病患。我國醫學：水痘爲內蘊毒、外感風熱，引發於脾肺二經。本年二月中旬筆者外甥年五歲，有一天告訴我，這裡癢那裡癢，身體不舒服。經檢視發現稍有微燒，身上患有隆起的紅色丘疹，凸起如粟粒到黃豆大小，初起很少，以後陸續出現在臉上及四肢均有，再經過一天就變成水疱，皮很薄、發亮、透明等狀。診察結果確定是水痘。

家裡一人患有水痘，同時傳染到另外五個孫子也先後染上水痘毒。其症雷同上述，但其中一孫子有發燒嚴重、喉乾口渴、舌質口唇淡紅、精神不振等症狀。經服驗方三劑，則告痊癒。

關於水痘之治療，以疏風清熱爲法，以透解清利合用爲綱，如此理治，則藥到病除。筆者之小孫患水痘所服的臨床驗方，茲列於后以供參考。方用：鮮蘆根5錢（無鮮者乾的亦可）、板藍根3錢、苡仁3錢、銀花3錢、赤芍2錢、梔子皮1錢、敗醬草3錢、竹葉1錢、以水2碗煎成1碗，取湯飲之。

註：蘆根、板藍根、苡仁、銀花、赤芍、梔子皮、敗醬草、淡竹葉，以上八種自然青草植物，爲治療水痘基本處方，若痘疹癢可

加荷葉1.5錢；毒熱重者可加蒲公英3錢、川連1錢；病後陰虛加花粉3錢、生地2錢、元參2錢；如果大便溏汗則不可加陰虛之藥爲要。

按：人得病之因素，皆由風、寒、暑、濕、燥、火等六氣侵襲而發，然小兒患水痘，內有基因蘊毒，外感風熱發自脾肺二經所至。用蘆根清熱透邪爲君，板藍根、銀花、梔子皮疏風清熱爲臣，赤芍、苡仁、竹葉利濕活血爲佐。

本文原載於台中市藥用植物研究會會刊 第5卷春季刊

養生談

諺語說：「病從口入」所以日常生活飲食應特別注意衛生，飯前應洗手，勿貪食生冷食物，此爲對傳染性疾病預防之根本。

人到中年氣泰半十人九患風濕病

文／羅漢平

風濕病乃一般人常患的全身性疾病，症候非常複雜。關於風濕病發生的原因。可分爲內因與外因兩種的因素而得。

內因：人體氣血不足，則心虛而使精神離散、魂魄妄行，因此風邪易於侵犯，但風邪一旦入腦則引起目系，故頭眩等狀。

外因：平日得之於早晨霧露，山嵐瘴氣，或天陰淫雨、晴後濕蒸，或因久臥濕地、冒雨涉水，或汗出當風，或炎熱汗出入洗冷水澡，冷水乘虛而入肌體，水停其間，多發於夏末初秋及潮濕地區。按台灣乃亞熱帶地域，其氣候奧熱，然本省是反共堡壘，經我政府勵精圖治，使人民所得提高，過得安和樂利的生活，幾乎家家戶戶都裝設有冷氣，享受非常舒服的生活。因此也帶來患風濕病的一大原因。

總而言之，人體一旦氣血虛弱則抗力不足，因此風、寒、濕三邪雜至，患爲關節炎症，《素問》所謂痹症之一，發病於肌體、經絡、關節、心臟和神經等處生疾。

風濕病西方醫學上通稱關節炎。舊稱慢性僂痲質斯，即《內經》所說的痹痛之症。

據近代醫學研究報告，風濕病約有數十種之多。舉凡關節、肌體或其它聯接骨與肌肉的素質、腫脹或有痛苦，都列爲關節炎。

目前風濕病，中西醫皆稱它關節炎，但其症分爲慢性及急性兩類。

慢性風濕症，最初的症狀，關節部位有輕微疼痛，以手指按捺或揉搓，疼痛部位則更爲明顯，或時常這裡酸痛，那裡有痲痲不舒服。

急性關節炎乃由慢性關節炎轉變而來，最大的分別，其來勢緩慢，且無寒熱症狀，但熱度低微，則漸次進入嚴重，不衹是關節部位疼痛，然肌肉也覺感有萎縮、拘攣的現象。骨接會發生腫痛，以至不能動彈，或發生變形狀態，最常見在手部第一節，強硬彎曲不能伸直等的現象。

按1：我國醫典《素問·痺論》：即風寒濕三氣合而痺症，又因病變部位可分爲下列各種不同部份之痺症之症狀。局條補述於后以供研究：

筋痺－病狀表現爲筋脈拘息，關節疼痛痛而難以伸張。因筋聚于關節，風寒濕邪氣侵于筋所致。

骨痺－指氣血不足，寒濕之邪傷于骨髓的病症。主要症狀爲骨痛、身重、麻痺、四肢沉重難舉。

脈痺－是指以血脈症狀爲主的痺證。病狀表現爲有不規則的發熱，肌膚有灼熱感、疼痛，皮膚或見紅斑，多因血虛，風濕寒邪留滯血脈所致。

皮痺－指以皮膚症狀爲主的痺症。病狀表現爲膚冷麻木等。由風寒濕邪氣侵于肌表，使衛陽之氣不能溫養所致。

熱痺－病狀表現爲關節紅腫熱痛，常伴有發熱、惡風、口渴、胸悶等全身症狀。病因素有蘊熱，再感受風寒，熱爲寒鬱，氣機不通，久則寒以化熱，或風寒濕之邪留滯經絡，日久化熱而成。

肉痺－指以肌肉的症狀爲主的痺症，又稱爲肌痺。病狀表現爲肌肉麻木或酸痛無力、困倦、汗出等。因由風寒濕邪氣侵于肌肉所致。

五臟痺－因痺症日久不癒，或感風寒濕邪，使痺證從筋、脈、骨、肉、皮等發展至與其相合的內臟，致內臟受傷，而相應出現于肝、心、腎、脾、肺等痺是也。病出于氣血內虛、陰精虧損、或陽氣不運邪氣乘虛而襲，積聚胸腹所致。

按2：我中華固有醫藥文化，經幾千年以來，在民間或專家學者不知創造了多少反覆證明，彌足珍貴的驗方，被很多人看去幾近虛玄。其實合乎現代科學原則，乃我們後代子孫未加重視而發揚所致。

筆者性有偏向愛好自己國家固有文化心態，因此平日潛心搜集民間各種驗方，經常試用記錄在卷，今將治慢性關節炎民間驗方提供同道先進學者專家，以作研究參考，共同發揚濟世救人。

慢性關節炎處方：細辛1錢、桂枝2錢、川續斷3錢、牛膝3錢、杜仲3錢、獨活3錢、赤芍3錢、秦艽3錢、桑寄生3錢、當歸3錢。

凡見證：關節疼痛，不紅不腫，久久不癒，或時發時止，或關節屈伸不利，腰腿酸軟、疲乏易累、面色黃白、苔淡白、脈弦細等狀皆屬於慢性風濕性關節炎。皆可用此方連服數劑，效果非凡。

此方治驗（舉例一）：某機械工廠董事長夫人張太太，現年四、五十歲，住台北三重市，身體稍為肥胖一點，平日四肢行動很吃力，左手不能伸高，腿膝部位時有酸麻，睡眠不理想，食慾勉強入口果腹而已，下體陰部奇癢難忍，因癢抓破則流濕水，每日洗澡三次，否則癢難於坐，使其苦惱多年，雖曾求醫治療，時好時壞，始終無法根治。

曾經提供此方，經服三劑其陰部濕退癢止，全身交感舒服，續服六劑全身病患痊癒，已有多年未曾復發。

此方治驗（舉例二）：吳明秋男住太平鄉光華村，現年三十多歲，平日全身皮膚奇癢，兩腳底前段中央痛癢難受，抓破流出黃水，而且腫痛不能行走，四肢酸麻，求醫打針吃藥，則漸次痊癒。如果吃了魚蝦類之食物又復發，醫師告訴他這是皮膚過敏症，注意不吃敏感性的食物就沒問題。雖然對魚蝦剋制不吃，但仍舊時常復發。服此方三劑其皮膚不癢，腳底痛止濕除，再服三劑迄今多年未見復發，魚蝦敏感食物照吃平安無事，享盡大快朵頤之福。

查多年來經服此方痊癒者其數多人，於此僅舉前述二人病例以作參考。

按：此方僅對慢性風濕性關節炎有效。但急性關節炎未曾試用。慢性關節炎居多虛證寒證及風濕聚內。方中宗旨，採用桂枝、細辛溫陽散寒爲君，獨活、秦艽袪風濕爲臣，赤芍、當歸養血活血爲佐，桑寄生、杜仲、牛膝、續斷補腎強壯筋骨爲使。稽組合此方如陸、海、空三軍及後動部隊團結一起聯合作戰，發揮高性能攻擊力，一氣將病魔消滅。

本文原載於台中市藥用植物研究會會刊 第6卷夏季刊

養生談

常見疾病禁忌食物：急慢性肝炎忌食鹹魚、雞、鴨、酒、麻油、香蕉、香腸、茄子等；風濕性關節炎忌食香蕉、啤酒、肉類、冰冷食物等；痔瘡、便血忌食酒、辛辣、牛肉、油炸品、煙等。

風濕病研討會（一）

76年3月2日（星期一）風濕病研討會

黃水添

（一）女人風濕病，多因月內風所引起，以致手不能舉。

方用：不知春、毛蝦目、黃金桂。

有感冒：加埔鹽、大風草。

（二）49歲以上腎氣不足必致五十肩。

1.外以吊膏貼於膏肓部位。

2.內服：牛港刺、利葉刺、小葡萄。

（三）膝關節炎：

1.外以吊膏貼於膝痛處。

2.內服：如前方。

（四）頭痠痛：芋莖煎花生吃。

（五）大腦痛：刺桐白皮內雞腹中，外鍋置酒，內鍋置水燉服。

（六）頭痛甚：絲瓜根、香附燉服。

（七）腎虛頭痛：白公鵝頭和蘿蔔干（陳年）燉服。

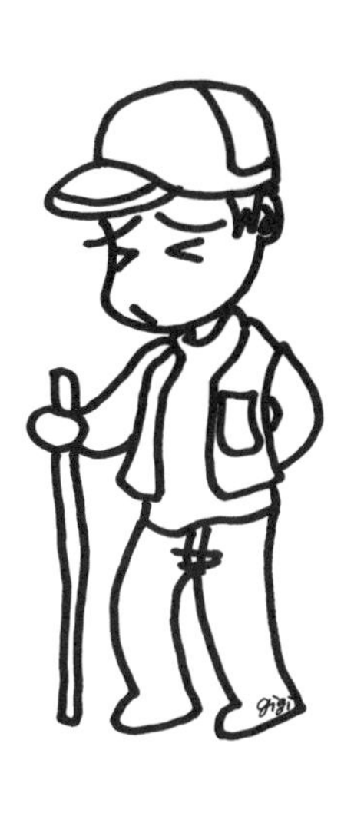

何汝永

五十肩：用感冒藥有效。

賴東淵

（一）治療風濕病，以活血化瘀爲重點。

（二）活血化瘀藥，能產生免疫，即增強體內抵抗力，尤其癌症方面，更須以活血化瘀之藥以增強體內抵抗力。

蕭崑旲

顏面神經痲痺：用補陽還五湯加葛根，三服見效。

胡錦杭

常以獨活寄生湯加川七治風濕病。

陳義倉

（一）本省風濕病患者，多屬典型風濕熱，以知母加活血化瘀藥，病久者必加補藥。

（二）婦女腰痛：多因下腹鬱結，散瘀則腰痛自愈。

李金土

治風濕病，先治以五積散去五積（氣、血、痰、飲食）。而後以祛風、除溫、活血、化瘀藥治之。

黃明日

（一）膝痠：土牛七、野牡丹、楦梧、桑寄生、天泡藤、黃金桂各2兩。

（二）骨刺：虎頭丁草（即大飛陽）1兩、筋骨草5錢、側柏5錢、刺石榴2兩、茯神1兩、倒拋麒麟1兩。

（三）坐骨神經痛：刺石榴2兩、山龍眼1兩、利葉刺1兩、苦林盤1兩、臭加錠2兩、一條根1兩、天仙果2兩。

張春霖

風濕病治方：大風藤、紅骨蛇、金櫻根、小鐵牛、鐵雨傘。

黃冠雲

痺症（風濕病）

病因：氣血不足，營衛不固，常居濕地，汗後入水，風、寒、濕之邪侵襲人體肌表經絡，氣（神經）、血（血管）爲邪（病毒）所阻閉，氣血運行不暢，以致四肢關節及肌肉疼痛、痠楚：麻木、重著、屈伸不利及腫脹等症狀。

類分：風濕熱、痛風、風濕性關節炎、類風濕性關節炎、坐骨神經痛等。

辨證：因人體質各有不同，所受風寒濕邪必有偏勝，故有行痺、痛痺、濕痺之分。

一、行痺

（一）主症：四肢關節疼痛，關節屈伸不利，以腕、肘、踝、膝等大關節爲多見。以遊走不定爲特點。脈多浮，苔薄白。

（二）主因：風邪偏勝，風屬陽邪而性善走，故病所遊走不定。

（三）治則：祛風通絡。

（四）方用：大風藤1兩、桑寄生5錢、青木香3錢、風不動1兩。

二、痛痺

（一）主症：四肢關節疼痛，其痛較劇，痛如錐刺爲特點。局部冷感，脈多沉緊，舌苔白。

（二）主因：寒氣偏勝，寒爲陰邪，其性凝滯，氣血運行更爲不暢，故疼痛更劇。

（三）治則：辛溫散寒，祛風化濕。

（四）方用：肉桂根5錢、冇骨消1兩、大鐵牛1錢、楦梧根1兩、巴豆根1錢。

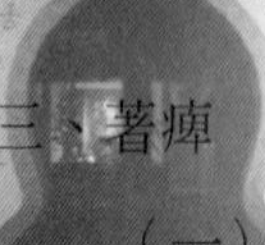

三、著痺

（一）主症：四肢關節疼痛，痛有定處，活動不便，以重著、麻木、腫脹爲特點。脈沉緩或濡，苔白膩。

（二）主因：濕氣偏勝，濕乃陰邪，其性重濁而凝滯，氣血流行受阻，故關節腫脹、重著、麻木而疼痛。

（三）治則：除濕爲主，祛風佐之。

（四）方用：芙蓉頭1兩、黃金桂1兩、一條根1兩、山埔銀3錢。

四、熱痺

（一）主症：四肢關節紅腫熱痛，得冷則舒，遇熱則劇，痛不可觸，常伴有發熱、口渴、煩悶不安等症。苔黃，脈多滑數。

（二）主因：因素有蘊熱，復感風濕之邪，與熱相搏所致。

（三）治則：清熱化濕。

（四）方用：一葉蘭1兩、木苧麻1兩、烏藤三錢。

本文原載於台中市藥用植物研究會會刊 第5卷夏季刊

風濕病研討會（二）

會議記錄

時間：中華民國76年8月3日

地點：台中市大墩路23號本會會館

主席：李金土　　記錄：黃冠雲

開會內容：

李金土

病因：

風濕病爲風寒濕三邪犯肢體，因停留關節而致腫痛者屬之。

症狀：

1. 關節腫痛，活動受阻，遊走不定，或固定於幾個關節，疲倦乏力，或有發熱者，爲風濕毒熱，痺阻經絡。
2. 關節疼痛，已不紅腫，久而不愈，或時發時止，關節屈伸不利，腰腿軟，疲乏易累，面色黃白，爲風寒濕邪，留著經絡。

治法：

1. 風濕毒熱，痺阻經絡者－蜘蛛抱蛋1兩、木苧麻1兩、番仔刺1兩、血藤5錢、刺黃連5錢、菝契5錢、桑寄生1兩。
2. 風寒濕邪留著經絡者－大風藤1兩、黃金桂1兩、楦梧1兩、八角楓5錢、山胡椒5錢、肉桂根3錢、千斤菝5錢、桑寄生5錢。

（加減）

1. 風邪勝者：大風藤加重5錢。
2. 濕邪勝者：黃金桂加重5錢～1兩。

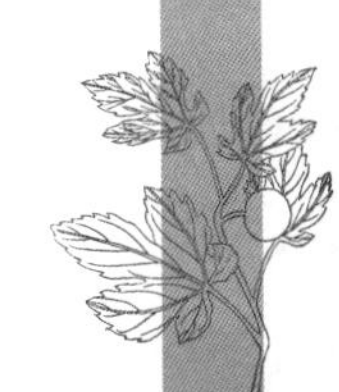

3.寒邪勝者：山胡椒加重5錢。

（外敷）

1.白胡椒3粒，研末摻匀於吊膏上敷之，有止痛之效。

2.細辛、肉桂、皂角各等分，研末摻匀於吊膏上敷之。

王鐵蘆

山埔銀製成膏敷患處。

張春霖

1.小金櫻寄生煎水服，效勝桑寄生。

2.櫸寄生煎水服殊效。

3.如治心臟性疾患，梅寄生或苦茶寄生更佳。

欉新寬

坐骨神經痛：

冇骨梢3錢、茵芋3錢、楦梧5錢、萬點金1兩、金櫻根5錢、雷公藤3錢、當歸2錢、晉耆5錢。

本文原載於台中市藥用植物研究會會刊 第6卷秋季刊

風濕病研討會（三）

會議記錄

地點：台中市大墩路23號本會會館

時間：民國76年5月4日下午二時半

主席：李淵泉　　記錄：黃冠雲

開會內容：

李淵泉

1.風濕病以痛處有腫爲主要特徵。

2.處方：

（1）射香木，性平強心利水去濕；山胡椒，溫腎散寒；伸筋草，強心利濕；天下椎，袪風除濕；大鐵牛，發汗去寒散濕（份量隨症加減）或加獼猴藤。

（2）茵芋（心陽虛者愼用）、石南、天下椎（份量隨症酌用）。

張春霖

1.山水柳治濕熱腫痛甚具功效。

2.七日暈1錢，燉排骨治風濕病，功效甚佳。惟本品有劇毒用者宜愼。

黃冠雲

1.治風濕病藥中加八角楓更具療效。

2.大鐵牛治風濕病止痛頗良，惟副作用爲大汗直流，如加當歸、黃耆則可減低其缺點。

李金土

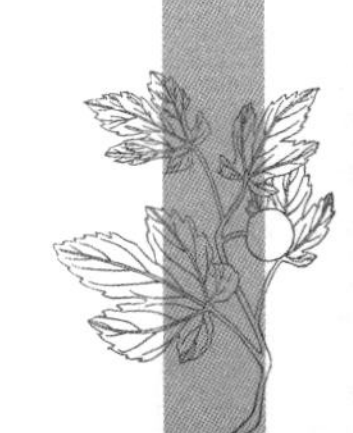

1.用草藥治療風濕病，如加排骨燉服，能增強抗病能力。

2.天下椎爲治風濕病良藥，亦可療治腸炎（每次8兩水煎代茶飲）甚效。

陳三郎

1.山葡萄燉排骨可治風濕病。

2.小本山葡萄治帶狀疱疹（俗稱纏身蛇）加一支香搗汁調酒擦患處則癒。

3.魚腥草、雞香藤煎服治子宮癌及肺痨。

4.失眠用龍眼肉和黑糖煎服甚效。或用米醋沖開水服則寐。

王德溥

1.老薑頭磨碎，再以紗布包紮外敷痛處，乾則易之甚效。

2.用醋二碗、蔥白切碎置醋中煮開，取蔥白溫敷亦妙。

3.桑枝鮮品2兩、艾葉2兩、水500毫升煎成300毫升當茶飲治神經痛。

4.黑豆煎湯服（不得放鹽、糖等品）。

5.鴨拓草煎服。

6.七里香（月橘）切薄片、4兩燉豬腳1支，分二天服用良效。

蔡賢耀

1.喉蛾：用射干搗碎，以箸沾敷咽喉則愈。

2.熬夜不能眠：洋蔥炒蛋吃甚效。

陳義倉

1. 土牛膝2兩、伸筋草1兩，煎服治尿酸性關節炎。

本文原載於台中市藥用植物研究會會刊 第6卷冬季刊

糖尿病研討會

會議紀錄

時間：中華民國76年12月21日

地點：台中市大墩路23號本會會館

主席：張紀秀　　記錄：黃冠雲　　指導：鄭理事長木榮

開會內容：

黃冠雲

糖尿病一病列：女性患者78歲，脈沉細無力，血糖飯前檢查高至380，以六味地黃湯加車前子、五蘊藤治之，三日血醣降至正常值。

賴坤璋

高木村教授提供用茶根2兩和雞腿燉服，可治糖尿病。

游進財

糖尿病驗方：粟米8分、蘇淮3錢、北耆1錢、珍冬毛2錢、木賊1錢、金線蓮1錢、白甘草2錢、小金英3錢、白蒲姜3錢、九層塔3錢、白肉豆3錢、山龍眼3錢，水煎再燉排骨服。

鄭理事長

1.缺乏胰島素，致血糖增高，爲糖尿病。

2.脾之眞精即是胰島素。

3.胰腺爲小脾。人活著胰腺必分泌胰島素直接送入血中。

4.上消（上焦—肺、心）：

（1）肺主氣，供給氧氣並排除二氧化碳。肺清氣不足，碳氣過多，亦能導致小脾眞陰虧損，肺之淋巴系統積水（氧氣衰弱，水份停留）。

人食熱物過多，致上焦水分乾涸，肺之眞陰則不足。如過食冰涼，寒飲留滯，導致陽虛（活動力不足）機能衰退，欲送至組織之力量不足。組織缺少氣血，則工作力不足，亦能導致胰島素減少，缺少消化酵素，能食而不消化。

（2）心氣虛，心血不足，不能輸送至小脾，而致缺少營養。其主要原因爲小脾稟賦不足故而致病也。

（3）心臟性糖尿病必脈遲；肺臟性糖尿病必皮膚癢、少言、呼吸困難。

（4）食冰涼傷肺臟，食燥熱傷心臟。

5.心臟脈搏跳動過數、口渴，爲寒實症。

6.天氣熱則面赤、口乾，爲實熱症。

7.治法：

（1）肺熱虛症

柔根、淮山、金線蓮（增加脾眞陰之原料）。白茅根、刺花椒（又名黃刺蔥）。

（2）肺熱實症

大青、梔子、淮山、金線蓮。

（3）肺寒虛症

乾薑、台灣山奈、台灣良薑、淮山、金線蓮。

（4）肺寒實症

台灣草烏、台灣良薑。

本文原載於台中市藥用植物研究會會刊 第6卷夏季刊

高血壓病研討會

會議紀錄

時間：中華民國76年12月28日

地點：台中市大墩路23號本會會館

主席：林錦雲　　記錄：黃冠雲　　指導：鄭理事長木榮

開會內容：

林錦雲

一、病例：中風、發熱不退、瘖痱不語。

用補陽還五湯加石斛、丹皮、海藻煎服。一服則熱退，繼服數服則能言，間服地黃飲子，病況一直改善中。

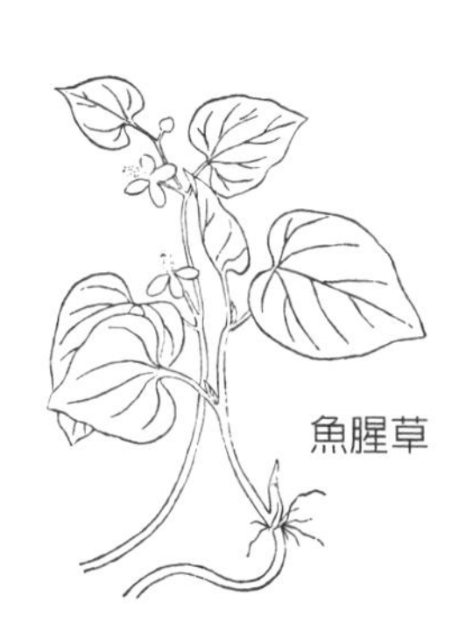

魚腥草

二、魚腥草煎水服有降血壓之功。

游進財

白茅根1兩、生地1兩，煎服治高血壓頗具功效。

黃冠雲

實熱證高血壓，以黃藤、海洲常山、半邊旗、柿根煎服，效果良好。

陳玲姿

黃藤、咸豐草、酢醬草煎服，降壓有效。

楊錦明

一、鼻竇腫脹，氧氣不足，則血栓容易停留，易導致高血壓，可針曲池穴。

二、心臟性高血壓，針腋下淋巴腺。

三、二紅柿根、白甘草、仙查煎服，治血濁性高血壓。

賴坤璋

藤三七和豆豉煮湯服，降壓良好。

張春霖

百葉針、小青、崗梅根、天下椎煎服治高血壓。血濁—小青加重。

血壓低中風者，此方不適用。

鄭理事長

一、高血壓爲經脈過盛症（神經筋及血筋過盛）。

二、十四經絡爲無形之電流（如木星、火星等亦有電流似）。

三、手太陰經脈過盛，有鼻塞、發熱之症狀。如浮中沉脈俱有力，常因血壓過高，此爲肺之清濁氣代謝不平衡之故。

四、林錦雲會員所提病例，乃爲中風挾濕溫，方中丹皮有殺菌作用，故能解熱。

五、中風分爲：

1.腦血栓—腦血管有病變，如長瘤等，血壓必高，常感頭痛，多致半身不遂。

2.腦溢血—血管破裂，血壓高。

3.腦栓塞—如打針或撞傷成血塊，致栓子塞於腦部，血壓不高。本症最適用補陽還五湯，方中黃耆爲經絡之興奮劑。

六、中風症分：

1.風痱－兩手足俱不遂。

2.偏枯－半身不遂。

3.風瘖－不語。

4.中絡－口喎斜（顏面神經麻痺）。

七、《金匱要略》載：「寸口脈沉大而滑，沉則爲實，滑則爲氣，實氣相搏，血氣入藏則死，入府則愈，此名卒厥。」

註：（1）沉主臟，爲病毒充實。滑亦爲邪氣實，正氣緊張之謂；（2）出血阻及內臟則死（破壞管理內臟之神經，如呼吸神經旋則氣斷而死）；（3）出血阻及運動神經，則尚可治療。

八、原發性高血壓，爲血管本身之病；續發性高血壓，爲其他臟腑所引起，如肺病等是。

九、胃腸型高血壓，爲胃腸手術五年後，小腸擴大，二氧化碳過高，足血筋不硬，屬陽明經之高血壓。必減食至每餐半碗。以葛根、山查、百葉針煎服，有立竿見影之效。

十、少陽經高血壓（淋巴系統高血壓），脈滑而無力，爲惡性高血壓，收縮壓常高過240以上。

十一、足少陰經高血壓（腎臟性高血壓）—由腎炎引起，腎必萎縮，舒張壓常在100左右。

十二、三陽性高血壓—用葛根黃芩黃連湯治療。

十三、少陽性高血壓—以葛根3兩、青蒿2兩、百葉針、小青等煎服。

本文原載於台中市藥用植物研究會會刊 第6卷夏季刊

肝膽病研討會（一）

會議紀錄

時間：中華民國76年12月14日

地點：台中市大墩路23號本會會館

主席：陳義倉　　記錄：黃冠雲

開會內容：

陳義倉

1.急性肝炎：

患者八歲，脈數。治以綿茵陳1兩、木棉根1兩、白茅根1兩五服而癒。

2.濕熱黃疸，便韆：

（1）先與茵陳蒿湯，一服而便通。

（2）再服木棉根1兩、金錢草1兩、鬱金5錢、梔子4錢、白茅根5錢、甘草3錢、虎杖4錢，七服而癒。

（3）後以逍遙散收其功。

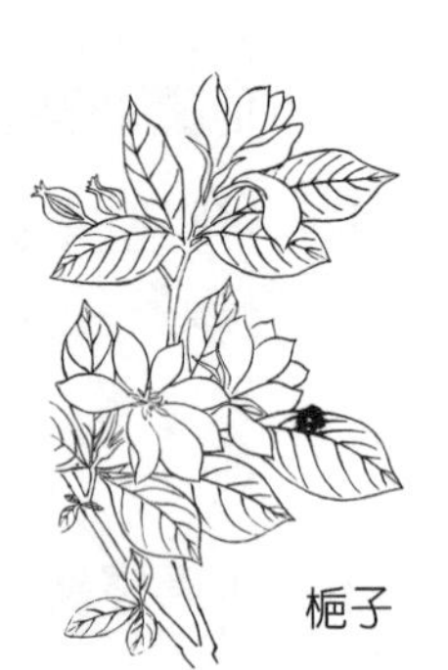

梔子

3.乙型肝炎陽性反應，胃腸虛弱：

（1）先以清葉天士名方治之。

（2）繼以龍膽瀉肝湯加虎杖、麥冬、桑白皮煎服。

（3）後以加味逍遙散收功。

4.巴豆可治胰臟癌後期疼痛。

游進財

治熱虛症乙型肝炎：

虎杖、天下椎、埔鹽、知高藤、紅骨丹（張春霖方）煎服有效。

黃冠雲

埔里民間治肝病驗方爲山苧麻墩雞服。

本文原載於台中市藥用植物研究會會刊 第6卷夏季刊

養生談

肝癌無初期指標症狀，但進行時會感覺上腹脹痛、食慾不振、輕度黃疸、全身倦怠、體重減輕、噁心、腹水及肝腫大。

肝膽病研討會(二)

會議記錄

時間：民國76年4月

地點：台中市大墩路23號本會會館

主席：陳水木　　記錄：黃冠雲

開會內容：

陳水木

1.黃疸型肝炎：黃水茄、山苧麻、桶交藤、梔子根、白桶交、雙鉤藤、天仙果。水8碗煎3碗，三次分服。

2.無黃疸型肝炎：石壁癀 、油點草、板藍根、田基黃、鈕仔茄。水腫加水丁香。胃脹加鹿角草、雞骨草、紅骨蛇、化石草。

3.肝膿瘍（肝癰）：紅刺蔥、萬點金、牛乳房、忍冬、雙面刺，半酒水燉青殼鴨蛋服。如加麻芝糊煎服治肺癰良效。

曾萬丁

1.肝炎：桑白皮3錢、梔子3錢、釘地蜈蚣3錢、黃連2錢。咳嗽加正朱貝。

2.嚴重性肝炎（急慢性通用）：草決明和黑糖水煎服。

3.肝硬化（肝藏結）：含羞草水煎服。

4.膽病：仙草乾水煎加蜜服。

5.肝膽病通用方：正茵陳3錢、柴胡2錢、正馬胡1.5錢、木通1錢、檳榔1.5錢、梔子2錢、桔梗1.5錢、蘆薈1.5錢、蘇銀花1錢、連召2錢、天冬2錢、麥冬2錢、錦紋1錢、正水沉1錢、澤瀉1錢、豬苓1錢、絡石3錢、瞿麥1.5錢、燈心15支，水煎服。

楊錦明

龍膽草1.5錢、梔子2.5錢、黃水茄4兩和烏糖煎水服，通治肝膽炎及肝硬化症。

何汝永

茵陳蒿湯治肝炎甚效，便通則去大黃。

蔡賢耀

急性肝炎用黃花蜜菜搗汁200毫升調蜂蜜服三次愈。

鄭理事長

1. 肝吸蟲，舌邊必現斑點，末期現硃砂點。
2. 木棉根治肝炎甚效，而其皮可治風濕，花治瀉痢。
3. 脾移寒於肝則爲肝癰（肝膿瘍）。
4. 多食冷飲，肝必虛寒。
5. 油份積於肝，肝炎疏泄（肝炎不能使膽汁排泄，膽汁入血至眼，眼必發黃）。

陳水木

肝病致成水腫，以蒜頭1兩煮稀飯食，則水腫必消，次服茵陳蒿湯。

胃虛加無根草。

陳山庚

B型肝炎—山苧麻1兩、斑芝根1兩、馬鞭草5錢、香員根5錢、桶交藤1兩、香附3錢、青皮3錢、茵陳5錢，水煎服。

本文原載於台中市藥用植物研究會會刊 第6卷冬季刊

肝膽病研討會（三）

時間：中華民國76年8月17日

地點：台中市大墩路23號

主席：楊錦明　　記錄：黃冠雲　　指導：鄭理事長木榮

開會內容：

楊錦明

一、以鼻竇診察肝病法：左邊鼻竇腫脹，乃因肺虛，二氧化碳排洩不暢，酸性太多而影響右肺、肝膽、腸及卵巢導致發病，所以肝病大都左鼻竇腫脹是也。

二、治法：

1.以24號注射針於左鼻竇放血，以瀉酸性物質。

2.刮罐療法。

3.肝硬化－以青蛙（綠色者）和豬小肚燉服。

蔡賢耀

飲酒過多導致肝病之治法：大青（豆科）4兩、豬肝4兩、苦茶油約量。先以苦茶油炒豬肝令熟，再和大青燉服。

曾萬丁

一、肝硬化：針左膺窗穴，再服草決明。

二、肝風：針幽門穴（丑時忌針）。

黃冠雲

一、肝炎驗方：以扛香藤2～4兩煎水當茶飲。

二、上方係早年筆者得二位專治肝病之老前輩所傳授，經驗多年，確具療效，特介紹同道用之，免使良藥埋沒。

李淵泉

扛香藤和木棉根共煎服治肝炎殊效。

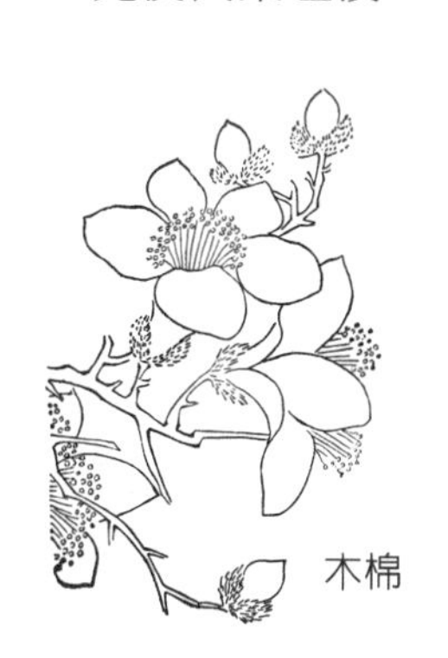
木棉

張春霖

桶交藤葉搗汁和醋少許服。

鄭理事長

一、扛青藤味苦寒，爲治熱實症肝炎良藥，如屬寒虛症則無效。

二、農藥殘留毒，多致虛寒性肝炎。

三、熱實症肝炎—可用扛香藤、黃花母、蘆薈等藥。

四、寒虛症肝炎—可用樟根、乾薑、蘄艾、虎刺等藥治療。

五、肝臟壞死三分之二者，必不能活。

本文原載於台中市藥用植物研究會會刊 第6卷冬季刊

青草藥的識別與應用

文／張春霖

藥用植物種類甚多，類似品更多，學者詳審明辨之，特予舉其二三品爲例。此者市售最易相混，而難辨別者，如老公根、馬蹄金、連錢草、乞食碗。

老公根【*Centella asiatica* (L.) Urban】

（處方名）：含殼草。

（別名）：雷公根、積雪草等。

科名：繖形科。

藥用部位：全草。

性味：性寒、味苦辛。

歸經：足厥陰經、足太陰經、足少陰經，即肝、胃腎。《閩東本草》曰：入心肺脾胃、大腸等五經。

功用：清熱利濕，消腫解毒。

主治：痧氣腹脹熱中症、暑瀉、痢疾、溼熱、黃疸、砂淋、血淋、吐血、衄血、咳血、目赤、喉腫、風疹、疔癰腫毒、跌打損傷等。

蘭茂曰：治子午潮熱、頭眩怕冷、肢體酸困、飲食無味、虛勞發熱不退者，利小便、水牛肉爲引。

方例：馬蹄草、羊蹄根、山薄荷，三味水煎服。

主治：虛勞發熱午後怕冷，夜間發熱天明自汗身涼、神氣短少、頭暈、心慌、耳鳴等，此方出《滇南本草》。

按：中藥大辭點記載本植物名稱三十七名收集全國著述者，《滇南本草》記述爲馬蹄草，甘教授植物學記述，老公根，民間曰雷公根、含殼草，其用途廣闊，例：治療淚多，俗謂流目油、風火熱目，全草洗淨搗絞汁加冰糖服之。又曰：能促助小兒發育等。

小兒發育不全，鮮含殼草0.6公斤洗靜待水漏乾，用茶油或麻油4台兩約160公分炒之，土雞1隻約1公斤重去腸雜，合朕服食之，一個月內連服三次，後則發育正常也。因性寒能祛體內偏盛之熱，調於和平，故亦能止淚多、去目赤。又味苦辛，入心肺調和心大爍肺、肺平腹則生水養腎，腎旺即小兒發育正常也。此法於小兒發育不全者，由心肺腎不平行者較效，虛寒證慎重之。

荷包草(*Dichondra micrantha* Urban.)

（處方名）：馬蹄金、小金錢草。

科名：旋花科。

藥用部位：全草。

性味：性涼苦辛。

歸經：手太陰、足厥經，即肺、腎。

功用：清熱、解毒、利水、活血。

主治：黃疸、痢疾、砂淋、石淋、白濁、水腫、疔瘡腫毒、跌打損傷。

《滇南本草》云：治婦人午夜發熱、虛勞等，小兒疳熱、眼目赤痛等。煎服神效，久服可去勞蟲，令人肥胖。

方例一：荷包草、活鯽魚。

先鯽魚去腸雜，勿見水。布拭乾，入荷包草於魚腹內滿爲度，加甜白酒蒸熟，去草食湯及魚，治水腫。

方例二：馬蹄金（鮮者）2、3兩，冰糖5錢，水燉服之。治尿血。

按：馬蹄金，《中藥大辭典》云小金錢草，收載十七個名稱《滇南本草》，除荷包草外另有五個名稱。甘偉松教授著的《藥用植物學》及民間、草藥店均通稱馬蹄金。

台灣，古時爲先生媽者，常運用於治療小兒熱性病者。其對於治療血症，同遍地錦，使用者較多，祛瘀血止血。

金錢薄荷【*Glechoma longituba* (Nakai) Kupr.】

（別名）：連錢草、金錢草、遍地香。

科名：唇形科。

藥用部位：全草。

性味：性涼、味苦辛。

功用：清熱、利尿、鎮咳、消腫、解毒。

主治：黃疸、月腫、膀胱結石、瘧疾、肺癰、咳嗽、吐血、淋濁、滯下、風濕痺痛、小兒疳積、驚癇、瘡癬、濕疹。

方例：連錢草8錢、白茅根5錢、車前草5錢、荷包草5錢，治黃疸，煎服之。（鮮品者倍分量之。）

註：浸酒可治產後風熱諸疾，俗血母痛者，甚效。

乞食碗(*Hydrocotyle nepaleniss* Hook.)

（別名）：紅骨含殼草、紅馬蹄草。

科名：繖形科。

藥用部位：全草。

性味：性涼、味微苦。

功用：祛瘀、鎮咳、清熱。

主治：感冒、咳嗽痰血、清肺熱、跌打損傷、祛風熱止癢（外貼）。

方例：紅馬蹄草、紅酸醬草、扁竹根，各等分搗爛，以童便2份酒1份攪和取汁服。渣調如膏敷患處，治跌打損傷。

以上類似四品，在市售極易相混者，投機商人常因價，而一物四賣，或四合一而賣。因其功用性味大同小異，雖無大害，然各有其物長，應物別注意，以免花冤枉錢。鮮品較易辨認之，乾燥品者，極難分別也。

以上四品，雖屬於三科不同系，但其形態上極類似，而難倒專家。聞味之上，則唇形科金錢薄荷，較易。除味道強烈外，置於舌上，有另一種較薄荷輕淡的味覺。又在形態上，節分枝，即不如含殼草。含殼草節部分枝處能生族群葉，而金錢薄荷則無。

含殼草—偏重清熱止血，虛寒勿用之。

馬蹄金—偏重於涼血而活血，寒、虛證須加少許溫補藥。

金錢薄荷—偏重清熱行血。

乞食碗—偏重袪瘀破血。

以上同爲治血證，各品之異同者。

白鶴靈芝【*Rhinacanthus nasuta* (L.) Kurz】

（別名）：癬草、白靈芝草、香港仙鶴草。

科名：爵床科。

藥用部位：地上莖枝葉。

性味：性平、味甘淡。

功用：潤肺降火、消炎殺菌、殺茲止癢。

主治：早期肺結核、濕疹、各種體癬。

方例：白靈芝草、鱧腸（田芋草）、蠶草。煎服，治早期肺結核。

鮮品、幼曲葉（適量）搗爛，75％酒精攪均，絞汁以棉花漬擦患處，乾後再擦甚效。治各種體癬，俗稱秤哪、纏身蛇、頭部雞屎壅。庭園宜哉坫以備急用，若夜半小兒不幸發生類似前記之外科證狀者，即可應急，不致手手足失措。

（一）治痢疾驗方

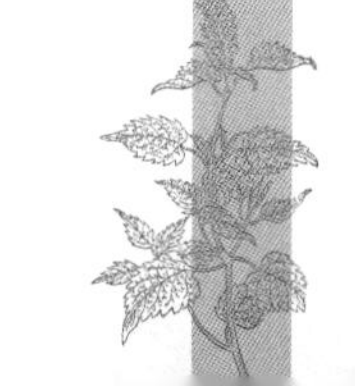

樟根湯：

主治：赤白痢。

組成：樟樹、大乳汁草、小紅乳草、榭留草、天下椎。

基原植物各論：

樟樹【*Cinnamomum camphora* (L.) Presl】

科名：樟科。

藥用部位：地下根、莖幹。

性味：性溫、味辛。

功用：袪風濕、行氣血、利關節。

主治：心腹絞痛。

歸經：肝、肺、脾。足厥陰、足太陰、手太陰。

大乳汁草(*Euphorbia hirta* L.)

（別名）：大飛揚草。

科名：大戟科。

藥用部位：全草。

性味：性涼、味辛微酸。

功用：清熱解毒，通乳滲濕。

主治：急性腸炎、菌痢、淋病。

歸經：懸疑。筆者謂入手足陽明。

小紅乳草(*Euphorbia thymifolia* L.)

（別名）：小飛揚草。

科名：大戟科。

藥用部位：全草。

性味：性寒、味酸澀。

功用：清熱解毒，利濕消腫。

主治：痢疾泄瀉、腸炎、急性菌痢。

歸經：懸疑。筆者認爲入太陰、三焦。

金榭留草(*Acalypha australis* L.)

（別名）：鐵莧菜

科名：大戟科。

藥用部位：全草。

性味：性平、味苦澀。

功用：清熱利水，殺蟲止血。

主治：痢疾、腸瀉。

歸經：心、肺、大小腸。

天下椎(*Urena lobata* L.)

（別名）：虱母（球）、三腳破、地桃花、紅花虱母、野棉花。

科名：錦葵科。

藥用部位：去葉全草。

性味：性平、味甘淡。

功用：祛風利濕，清熱解毒。

主治：痢疾。

歸經：三焦、肺、脾。

（二） 肝炎驗方

主治：急、慢性肝炎。

組成：本川七、鴨腳蒿、黃花母、天下椎。

基原植物各論：

本川七(*Polygonum cuspidatum* S. et Z.)

（別名）：黃肉川七、本川七、虎杖。

科名：蓼科。

藥用部位：地下根莖。

性味：性平、味苦。

功用：袪風、利濕破瘀、通經。

主治：溼熱、黃疸。

鴨腳蒿(*Artemisia japonica* Thunb)

（別名）：老鴉青、腳板蒿、牡蒿。

科名：菊科。

功用：解表清熱（能清血熱），殺蟲。

主治：肝熱、傷寒結胸、喉蛾。

黃花母(*Hypericum japonicum* Thunb *ex* Murray)

（別名）：一枝香、一條香、蜆草、地耳草、田基黃。

科名：金絲桃科。

藥用部位：全草。

性味：性寒、味苦微甘。

功用：清熱利濕、消腫解毒。

主治：傳染性肝炎、喉蛾、蛇咬傷。早期肝硬化。

歸經：全。

天下椎〔參見方（一）〕

（三） 婦女滯下方

主治：婦女滯下，月經不調。

組成：紅刺葱3兩、香風藤3兩、白刺莧1兩、金櫻根2兩、天下椎2兩。

基原植物各論：

紅刺葱(*Zanthoxylum ailanthoides* Sieb et Zucc)

(別名)：越椒、欓子、樗葉花椒、食茱萸。

科名：芸香科。

藥用部位：根頭、莖幹。

性味：性溫、味辛苦。

功用：溫中、燥濕、殺蟲、止痛。

主治：心胸冷痛、冷利、濕痹、赤白帶。

香風藤【*Piper kadsura* (Choisy) Chwi】

(別名)：巴岩香、石南藤、風藤、細葉青蔞藤。

科名：胡椒科。

性味：性微溫、味辛苦。

功用：袪風濕、通經絡、理氣。

主治：風寒濕痹、疝氣、安胎。

白刺莧(*Amarnthus spinosus* L.)

(別名)：竻莧、野杏菜、豬母菜、刺莧。

科名：莧科。

性味：性寒、味甘淡。

功用：清熱、利濕、解毒。

主治：白滯、結石、痢疾。

歸經：心、腎（紅）、脾（白）。

金櫻根(*Rosa taiwanensis* Nakai)

（別名）：刺花、香花刺、茶花刺、小金櫻。

科名：薔薇科。

藥用部位：根、莖幹。

性味：性溫、味澀微甘。

功用：活血調經、消腫散瘀。

主治：月經不高調，外傷紅腫。

歸經：足太陽膀胱，足少陰腎經，手陽明大腸經。

天下椎〔參見方（一）〕

本文原載於台中市藥用植物研究會會刊 第8卷春季刊

養生談

冷氣病是現代人常見的疾病，症狀有疲勞、身體倦怠、頭痛、腹痛、腸胃不適、感冒等，女性則易造成皮膚粗糙及生理上的障礙。

介紹幾種-家庭健康茶

文 / 羅漢平

（一） 橄欖茶：

功能清膽火，袪口苦口臭，益利肝膽，凡有上述之弊，飲此茶效益非常。

【材料及飲法】

青橄欖4兩，紅萊菔1條切片，合併橄欖一起煮煉30分鐘，去渣盛留湯1000毫升，餘量作茶一天內飲完，翌日再飲一回份，口苦口臭即除。

（二） 雙花茶：

功能袪皮膚熱積，散內臟之熱解毒，清熱利溼，解毒而明目。治目赤、利大小便之益。有上述異狀飲此茶必獲良效。

【材料及飲法】

金銀花2錢、菊花1.5錢、甘草3斤，各併用滾水500毫升沖泡，候五分鐘可飲。

（三） 補氣益胃茶：

凡氣虛胃弱、食慾不佳、面色枯白，常常泡飲此茶，獲益不淺，乃爲大眾平時補品之茶，成本不高，人人可自製自飲。

【材料及飲法】

生耆5錢、白朮2錢、黨參3錢、枸杞子1錢、甘草5分，合併一起煮30分鐘，去渣留湯1000毫升，盛入熱水瓶保溫，不計次數隨意飲用，如果大便秘結者，加黃連3分。

（四） 薑糖茶：

天寒小有流鼻水感冒的現象，是受風寒浸染，乃初期感冒的病因，速飲此茶，功能散寒祛風，暖胃保健康。

【材料及飲法】

生薑5錢切片、紅糖適量自宜、葱白約2錢，一併合入水煮3至5分鐘，取湯作茶飲，效果非凡，小感冒流鼻水立即排除。

（五）參福茶：

功能補氣暖胃、凡胃氣不足者常飲此茶良好效益，誠爲保健補品茶。

【材料及飲法】

黨參5錢、福肉5錢、內金2錢、大棗3粒，合爲一飲，以煮30分鐘去渣留湯約1000 c.c.量，保溫隨意飲之。

（六）茅根蔗茶：

白茅根含有甘露糖、葡萄糖及果糖、維生素C等，爲利尿要藥，功能治煩渴、膀胱炎、熱病小便不利、初期黃膽、客熱在胃腸、解酒毒、瀉火涼血而具補益之功，平日遇上上述小病，速用此茶飲之，庶無不益之慮。

【材料及飲法】

白茅根（生鮮）一把約2、3兩、甘蔗1節、車前子1錢，合併一起煉湯，隨意作茶一天內飲完，認爲服後良好，可再飲一泡。

本文原載於台中市藥用植物研究會會刊 第8卷冬季刊

民間實用小偏方（一）

文／陳木嘉

（一）軋傷流血

處方：新鮮艾葉1兩，雞蛋白1個。

服法：將艾葉搗爛，液汁擠乾，加入雞蛋白共搗混合，然後將此混合體貼在傷口上，上面再用乾淨的蕃薯葉包起來，外面再用紗布包住，使藥不脫落。

臨床經過：在九年前敝人大女兒約六歲到對面長春公園玩，站在一端看別人玩翹翹板，板對方的人忽然跳走，這一端翹翹板就往地下很重的軋下，板下面的螺絲，剛好把女兒腳的大姆指軋掉流血不止，內人就先用衛生紙包住腳，然後抱進屋內，二哥就採一些艾葉用石臼搗爛，擠掉汁液再放入雞蛋白混合，隨著就將混合體敷在傷口上，再用蕃薯葉包住，最外面用紗布包好，隔天好像就沒有痛苦的樣子，起先一直不敢打開來看，隔三天後，想一想不打開來看怎麼曉得好壞，於是拿掉紗布，看看傷口處竟然沒有發炎現象而且也沒有再流血，只是表皮像浸水久有一些皺褶，拿掉藥，使稍乾，再用眼藥膏服兩天後就完全痊癒了。

（二）腳氣水腫

處方：佛手2個，烏豆５兩，豬小腸1條。

服法：將豬小腸內部洗淨，把烏豆裝入腸中，佛手切成一片一片，全部放入鍋中，約加入五碗水，燉一小時，患者吃腸及烏豆、連湯喝。

臨床經過：記得敝人在初中三年級時因情緒不好所以變瘦，母親以為是下消，因此就去買補腎丸來給我吃，吃了二顆結果隔天腳腫脹不能動彈，腳的皮膚用手指壓下去，很慢才會回復原狀。母親從朋友中獲知此配方，於是買了1條豬小腸，一些黑豆，佛手2個，把豬小腸內部翻出來洗淨，再把烏豆裝入小腸頭尾用線綁住，佛手切成一片一片，整個放入鍋中，水加到把藥蓋住，燉一小時左右，本人傍晚先吃腸及黑豆，然後並喝一些湯，隔天果然腳氣就消了，用手指壓入腳皮膚不再會形成一個洞。

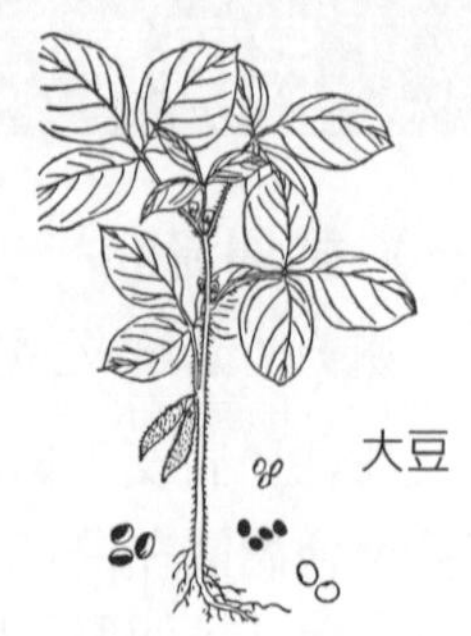
大豆

本文原載於台中市藥用植物研究會會刊 第8卷冬季刊

養生談

四時養生就是按一年四季氣候陰陽變化的規律特點，調節人體，健身防病，從而達到健康長壽的目的，中醫養生學強調人與天地相應，與日月相參。

民間實用小偏方（二）

文 / 陳輝南

一、蟋蟀草1把、紅薯數片紅糖少許煮水煮成似紅茶，作茶飲之效果良好。

治：胖子腰痛（即到醫院全身檢查都無病但全身均無不適，惟有時常腰痛）。尤其春天下旬及夏初時通得尤甚，也不能彎腰，下腹氣腫感覺。

二、濕熱困擄（即小便不暢甚至澀痛）用空心菜煎水日飲數次。小便暢通，發炎處可消散。

另方：筆仔草與車前草各1把煎水日飲數次。

三、兒童小便頻繁：通草1錢、車前子6錢、空心菜1把煎飲服，服後尿量增加，小便頻繁次數減少。

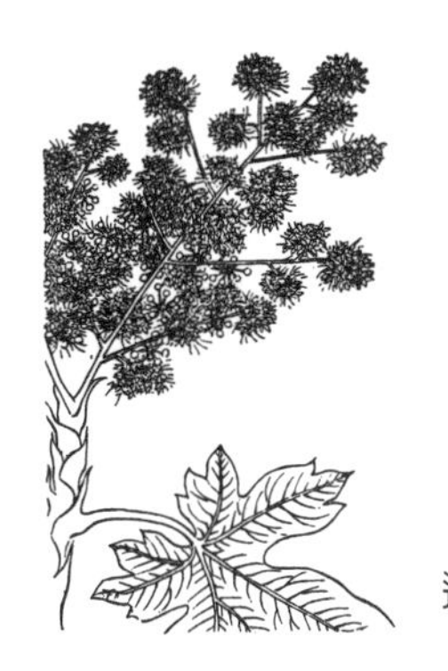

通草

本文原載於台中市藥用植物研究會會刊 第9卷秋季刊

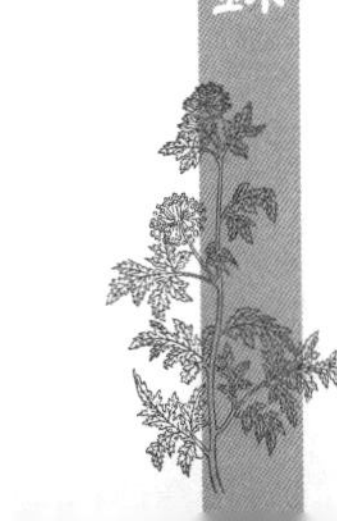

民間實用小偏方（三）

文 / 張春培
林文雄

張春培

一、無名腫毒：金銀花或葉子5錢，搗爛，絞汁溫服渣敷患處效果不錯。

二、皮膚癢：苦林盤、白埔姜、紅肉弄樓各等分水煎服，日服數次效果良好。

三、腦膜炎發燒，熱不退用變地錦青草搗汁和冬蜜飲服，效果良好。

四、咽喉痛：小金英、一支香、鹽酸仔草等各1把搗鹽含在口內，數分鐘後慢慢呑服之，口服數次喉痛可消失。

本文原載於台中市藥用植物研究會會刊 第9卷冬季刊

林文雄

一、閒腰疼痛，用茜草根一把全酒一碗煎至剩半碗服之效果不錯。

二、鵝掌柴（江母）貳軟皮5錢至1兩，煎水加黑糖服之治痔瘡。

三、應菜頭一把（愈老愈好）、虱目魚半尾煎水服之治骨刺。

四、吃冰沖到胸部窄窄（台語），用大丁癀、小金英、萬點金煎水服兩三次即好。

本文原載於台中市藥用植物研究會會刊 第10卷春季刊

民間實用小偏方（四）

文／邱年永

烏面馬與白面馬

烏面馬與白面馬兩種，是目前台灣常用之民間草藥，其名稱功能相近，常有令使用者分不清之嘆。

茲特二者外型功能主治分述如下，以作參考。

（1）烏面馬一名白花丹，是藍雪科植物，外型莖與葉比白面馬均深綠色，莖質硬，其性味辛烈，使用不可多量，外敷會引起水泡。功能行散瘀血，通行血路，祛風行氣。應用在婦人月經不順並治腰骨痠痛，關節痠痛。其方如下：

烏面馬5錢、楦梧1兩、山龍1兩、紙錢塹與埔銀各5錢、埔鹽1兩、牛乳房1兩、當歸3錢與半酒水或酒少許不拘，炖雞內服。

（2）白面馬一名小舌菊，是菊科植物，外型與烏面馬相較下，其莖葉色較淺綠、葉較薄質，葉尾亦較尖。味辛烈、收斂，入口舌麻烈。主治婦人子宮下墜生腸脫出其方如下：

白面馬2兩炒麻油至赤色（半酒水亦酒多少炖烏雞分次內服）。

亦可治婦人白帶下：

白面馬1兩、白龍船1兩、玉竹陳1兩、小金英1兩、白肉豆根1兩、藤紫丹1兩，虛者加八珍炖雞酒多少。

本文原載於台中市藥用植物研究會會刊 第10卷春季刊

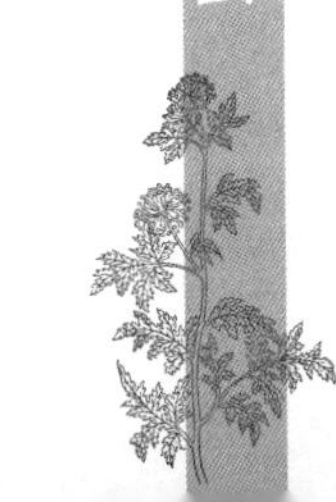

高血壓殺人不眨眼—驗方一則可制它

文／羅漢平

前言

大陸人民因貧苦缺乏營養而生病，中華民國政府在台建立經濟奇蹟，國人富裕，生活品質提高，因此營養過甚而生病。一方因貧而病，一方因富而病，兩者懸殊不可正比，目前高血壓病患異常猖獗，據資料顯示，本省十大死亡病因高血壓症居第五位。一般人對高血壓有如談虎色變。我們套一句笑話：其嚴重程度已令各大藥廠，日夜趕工製造降血壓藥物。

高血壓、心臟病及中風都是關聯一起，乃屬於血液循環系統之病，然高血壓是現代醫學名詞，我國醫學則稱爲「肝陽亢升症」。文獻中指出有關於心病或胸病－如其心痛、心動悸、寒厥心痛、胸痺痛等是。

何謂高血壓？據行政院衛生署文獻指出：高血壓是血壓超過正常範圍。也就是收縮壓超過160mmHg，舒張壓超過95毫米水銀柱，即爲高血壓現象。關於血壓是血流衝擊血管壁引起的一種壓力。收縮乃心臟收縮時，血管內壓力較高，此時所測得的血壓爲收縮壓。其次舒張壓是心臟舒張時，血管內壓力較低，此時所測得的血壓爲舒張壓。但正常血壓，於收縮壓在140mmHg以下，舒張壓在90mmHg以下，爲正常血壓。但收縮壓在140mmHg～160mmHg，如果舒張壓在90 mmHg～ 95 mmHg之間者稱爲邊際高血壓。

近代對降血壓的中西藥物，不斷長足進步。就中藥治療高血壓症之方劑相當多，本驗方於數十年以來使用治療高血壓患者，服用後得到普遍良好效益紀錄。茲舉下例服過此方者一二做參考。

一位于先生41、2歲，體型肥胖，脈象有力而緊，服務工商時報，據其稱：經檢查高血壓到180～200mmHg，低血壓95～

140 mmHg，病狀：頭痛日以繼夜難受不能入睡，經勞保診治，服藥後痛止，但頭眩精神欠佳，今日服藥今日不痛，明日不藥復痛，食慾減退，療程經過月餘不見起色，後服三黃杜仲湯，當痛減泰半，連續每天一劑，共服六劑，頭也不痛，食慾增加，睡可佳境，經檢查高低血壓已恢復正常。

另一位中國電影製片廠製片課長馬先生，年四十有加，低血壓95～120mmHg上下升降，高血壓有時160～180mmHg，體型結實肥胖，眼白帶紅絲，夜睡呼吸聲大，經常服用降血壓之藥，維持多年，後改服三黃杜仲湯數劑，其血壓正常，夜睡呼吸無聲，大小便暢通。又聯合報一位胡先生六十有二，高血壓經常160～170mmHg，低血壓95mmHg以上，100mmHg以下之間，多年來靠降血壓藥維持度日，後改服三黃杜仲湯，數劑，豁然高血壓及低血壓皆痊癒，而致正常健康。以上所述供高血壓患者作一參考。

【處方】三黃杜仲湯

黃芩2錢～3錢、黃柏2錢～3錢、黃連2錢～3錢、杜仲2兩～1.5兩。

藥之重量，視病狀加減。此方對高血壓頭痛、頭眩者確具效益。

按：方中杜仲甘溫無毒，功能強壯鎮痛、平降血壓、治腰酸背痛，抑制中樞神經系統的作用。黃芩，苦寒無毒，有解熱消炎殺菌、健胃降壓功能。黃柏，爲健胃、消炎要藥，對尿道炎有效，能抑制溶血性鏈球菌。黃連，無毒，能健胃、殺菌、消炎、解熱，對充血性炎症有效。以上四合一，上能消炎止痛，中能散中焦熱積、清利胃腸熱毒，下能利尿，潤暢大便，使一系列上中下三焦之毒全部排除，自然風平浪靜，恢復健康。

補註：杜仲1兩先煮30分鐘，然後將黃柏、黃連、黃芩三種藥，再入與杜仲同煮15分鐘，若視水量不夠，可再加水若干，煮到適度（尚有一碗湯），則可取飲。藥渣再煮30分後服用。

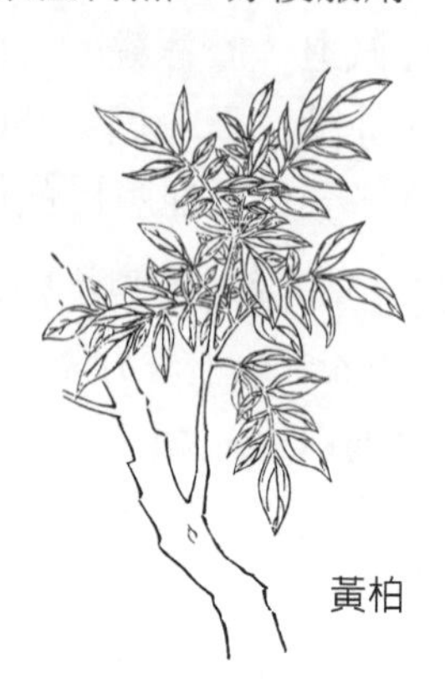

黃柏

本文原載於台中市藥用植物研究會會刊 第9卷春季刊

養生談

高血壓禁忌食物：動物油、高脂肪、酒、辛辣、油炸食物等。

高血壓適宜食物：豆類、淡水魚、蔬菜、水果、米食、麵食等。

中草藥對糖尿病的實際治療報告

文／李倉祐

糖尿病即古醫籍記載的「消渴症」，自古即有此病的存在，今日的文明社會有明顯增加趨勢。

糖尿病的症狀是體重減輕、疲倦、口渴、多尿、時尿帶酸味起泡沫或有善飢多食者。發病年齡一般在四十歲以上，且以肥胖者居多，其中也有年輕型者。病因方面：遺傳、飲食勞倦及情緒是致病的原因。病理方面：胰島腺分泌胰島素的障礙是主要因素，然而腎功能及其它內分泌的失調也能造成糖尿病的發生。

自古治療糖尿病的中草藥很多，包括有中藥的淮山、黃精、生地、天花、人參、巴戟天、天冬、麥冬、冬蟲夏草、女貞子、黃蓍、鹿茸、海馬、肉蓯蓉、山茱萸、肉桂等；台灣民間草要有紅豆杉、馬齒莧、番石榴、牛乳房、重陽木、蛇莓、台灣景天、橄欖根、龍眼花、山葡萄、夏枯草、旱蓮草、茶根、枸杞根、金線蓮、咸豐草、倒地玲、蕃薯葉、楊柳、玉蜀黍鬚、拔契、長春花葉、羅芙木根、仙草等。這些中草藥有的是單味使用，有的是多味配方，但針對患者的體質，了解虛實寒熱，再予施藥，必可得到較好的效果。

六年多的臨床，我使用下面幾個處方，都能得到很好的效果，現記錄於後，以供參考：

張╳治：

女，57歲，患糖尿病已十年，體瘦、貧血傾向。症狀倦怠無力、頭暈、口渴煩燥、睡眠不佳、脈沉緩、舌苔略紅無津。處方以淮山1兩、生蓍1兩、石柱參3錢燉服，囑服三帖後再來複診，結果得到很好的療效，口渴、倦怠、頭暈都得到明顯的改善。

【處方】

淮山3錢、茯苓3錢、黃芩2錢、甘草2錢、麥冬3錢、天花粉3錢、葛根3錢、生蓍3錢、石柱參3錢。

例：吳╳添，男，65歲，南投市人，患糖尿病已八年，血糖飯前280，經服上方十帖後，血糖降至165，體力狀況也比以前好。

張╳榮：

70歲，男，竹山鎮人，患糖尿病已十五年，體瘦，視力模糊，夜間睡覺須上來小便五、六次，腰酸痛，手足無力，脈虛、舌苔薄、舌質淡紅。

【處方】

山茱萸3錢、丹皮2錢、茯苓3錢、淮山3錢、熟地3錢、澤舍3錢、肉桂1錢、附子2錢、益智仁3錢、覆盆子2錢。

囑服八帖；一個星期後複診，症狀已明顯改進。

劉林╳蘭：

女，48歲，草屯鎮人，經友人介紹來院診治，口述煩燥口渴、心悸、四肢無力、血糖檢查205、尿黃而濁且有酸味，診其脈洪數、舌紅絳。

【處方】

石羔8錢、甘草2錢、石柱參3錢、知母2錢、淮山3錢、生蓍5錢、天花粉2錢、粳米3錢。

經服上方五帖後，口渴消失、血糖也降至160。

茶根1兩、青蛙3隻（活的較好）、米泔燉服，此方對一般性的糖尿病，也有明顯的改善作用。

石榴皮（未成熟的）1兩、魚翅5錢、水燉服，本方傷食療驗方，經臨床實際體驗，對降低血糖也有明顯的作用。

糖尿病患者，平日飲食最好以糙米代替白米，糙米裡面的胚芽含豐富的維生素E及多種營養成份，可以改善胰臟功能及改善末梢血液循環，這對預防糖尿病的發生及糖尿病引發的併發症，有正面的效果。

糖尿病患對適當的運動是很須要的，運動可促進新陳代謝的良好，也可使細胞對血糖的利用率增加。一般而言，糖尿病患者祇要嚴守飲食禁忌，適當的運動，再配合適合自己的體質的中草藥，還是可以過著健康和快樂的生活。

安石榴

本文原載於台中市藥用植物研究會會刊 第9卷春季刊

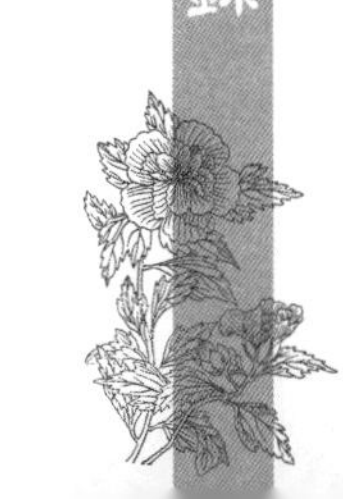

天然物食療

文／羅漢平

一、天然植物果實，常食功勝參茸

際此科學發達的今日，連天氣都反常，譬如春天應暖，反而大寒，夏天應熱，反而大涼，秋天應涼，反而大熱，冬天應寒，反而大溫，氣候如反常，皆能損人，因此使很多人的健康失常。

每秋冬一般人紛紛進補保健，所吃無非人參、燕窩、鹿茸或注射名貴針劑，這種的補法，不但所費極昂，不見得有益，相反補而生病。

筆者：提供一道食物名爲「果實大補湯」，富有炭水化合物、蛋白質及脂肪質、維他命C等等非常豐富，而且營養價值極大，又經濟又實惠，煮食時水分不妨多一點，寬湯飲食有益消化。

【果實大補湯處方】：芡實2斤、蓮子1斤、紅棗1斤、米仁即苡米1斤、生花生仁（去衣）1斤爲一單元。大小十人家庭，分爲三天煮吃，五人家庭分爲六天吃完，二、三人小家庭，可分十日吃完。每天煮吃一回，作點心而飲，但寬湯爲宜。煮熟起食前加入冰糖若干，增添美食可口。

按：

1.芡實屬睡蓮科一年生草本，其成分含蛋白質、碳水化合物、脂肪等，爲滋養美容品，而有強壯，治腰膝痺痛、遺尿、婦女帶下功效。

2.蓮子屬睡蓮科多年生草本。功能清心除煩，開胃進食，去濕熱。

3.紅棗屬鼠李科落葉喬木，其成分據化學家證明：含鈣質甚富。《神農本草經》：安中養脾氣，潤安神、補脾養胃、滋養充液、食之耐飢。

4.米仁（苡仁）禾本科一年草本，其成分含澱粉、糖分、蛋白質及脂肪，爲消炎利尿劑，功能滋養強壯作用，健胃益脾、補肺清熱利水、治冷氣病。

5.花生仁據科學分析，其成分含有脂肪質、蛋白質以及卵磷質、鈣質、維他命A、B，營養價值極高。

二、天然玉竹天冬可養顏，朝朝護面·皮膚潔白紅潤

秋冬兩季少雨，氣候乾燥，又逢霜風吹刮，使面上皮膚枯燥無潤，易生皮膚粗糙，男人不美容無所謂，但女人則不然。本文提供天然玉竹天門冬，外用護面爲美容聖品。食可養顏長壽。

按：玉竹屬百合科多年生草本。性味甘平無毒，其成分含有甲種萎蕤素及乙種萎蕤素，並有多量黏液質及果糖和豐富的葡萄糖，左旋阿拉伯樹膠糖等，功能爲滋養強壯藥，並具強心作用。《神農本草經》：治諸不足、好顏色、潤澤、又治風熱咳嗽、糖尿病、補病後身體衰弱，輕身不老之功益。

引三國時代民間傳說：曹操發兵攻打周瑜，兵至深山，發現有一女子年逾古稀，卻渾身皮膚潔白光澤如玉，面色如少女，體態苗條輕盈。曹操問其以何食食物爲生，該女指食玉竹、女貞子，後人則以玉竹爲養顏護膚聖品，相傳使用迄今。（附註：女貞子不在本文介紹）。

按：天門冬百合科，多年生草本，性味甘寒無毒。其成分含天門冬素，爲滋養藥。功能生津潤燥、滋陰、養肌膚、利小便。

古代美女護膚劑「玉液甘露」即用玉竹、天門冬兩種藥用植物製作而成。

【玉液甘露膏處方】：玉竹2兩、天門冬2兩、蜜4兩。

製作過程：天門冬、玉竹兩物切成小塊，先置蒸籠，蒸透軟化，取出打爛爲漿狀體，加蜜4兩混合再打一次，使其溶解成一

體，而成備用。

使用方法：每晚用此膏若天自宜，放在手心，以兩手心合壓，摩擦溶合，使其生熱發出藥力功能，再向部整體皮膚柔擦，使滋養成分結合細胞產生活潑，每天睡前如此課一次，翌晨起床用溫水洗去，再行化妝，時續二個月以上，其面上皮膚自然顯白潔紅潤，逢人都會讚美。長久如法護面，無無不返老還青春之顏，此乃天然用植物之益。（附註：玉竹、天門冬、滋陰養顏方法，不在此文介紹。）

注意：面上柔擦時愈久愈好

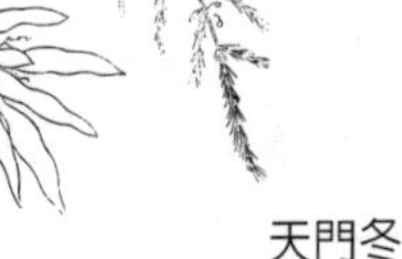

天門冬

本文原載於台中市藥用植物研究會會刊 第9卷秋季刊

民間廣泛浸酒藥材—台灣天仙果

文 / 許民鏞

台灣天仙果俗稱山芭樂（山拔仔），別名小本牛乳埔。山拔仔爲桑科全年常綠灌木，高約４～６尺左右，生長於海拔500～800公尺樹林陰涼處，尤以杉木林最爲普遍。根據職業採藥人員所述，中部地區分佈在東勢、竹山、信義、埔里低海拔樹林一帶。

台灣天仙果採收加工時，木館以葉洗淨揉後微曬，再揉柔，再曬乾備用。小枯、莖及根幹洗淨後用切片機切片混合曬乾備用。果實洗淨直接陰乾，陽光充足二天時間則可完全乾燥，以大塑膠袋裝收密封以免香氣放散揮發。

浸酒時，單味3斤藥材可用自製或一般米酒浸10瓶，藥效濃度可自行調配浸之。痠痛患者更是難得的一向祛風除濕活血藥酒。

葉子本館之爲天仙茶是一般糖尿病患者不可缺乏的飲料，一般可用開水直接沖泡，亦可直接煎煮飲用。更可加入白鶴靈芝草二者混合飲用。

未成熟緣果可單獨浸酒或煎煮飲用。成熟果實可取下種子於冬至前後播種繁殖。一般常用之藥材已瀕臨絕種之地步，我們更應負起繁殖延續之責任。本館另提供藥膳供參考。

山拔仔清燉排骨或全雞吃素者使用豆雞、豆皮甚或其它素料不添加任何調味料，其芳香、湯鮮甘勝過民間食用之狗尾雞，各位不妨試試便知。埔里地區辦喜宴部分已接受本館提供之參考。

本文原載於台中市藥用植物研究會會刊 第10卷夏季刊

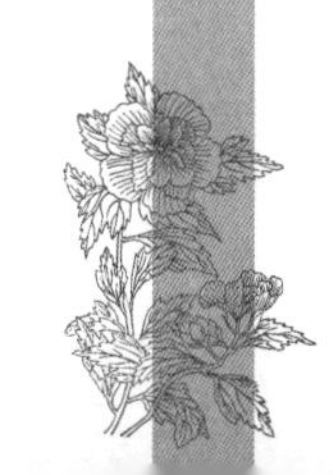

自然飲料茶與國民健康

文／羅漢平

茶的歷史

中國人認識茶，據文獻資料顯示，始自神農氏嚐百草，已有五千年的歷史，但飲茶之風乃起在唐朝第七世紀初葉以後，由於陸羽著「茶經」（公元785—804年）發表後，對茶的知識才有系統介紹給國人。當時政府訂茗綱，提倡飲茶風行全國，同時對飲茶有益之事及茶種籽，先後傳播到世界各地，如印度、錫蘭、日本、英國、俄國，以及也列爲產茶國如巴基斯坦、印度、伊朗、泰國、越南、馬來西亞、非洲的肯亞、南非、馬拉威、南美的巴西、阿根廷都是有產茶的國家。

世界各國稱我中華爲茶葉母國，茶葉是我國的國粹之一，也是固有飲食文化，致於一般叫飲茶，其實飲字上面還有評茶、品茶、飲茶、喝茶，以上乃四種不同的說法，內涵不少的學問。品茶是一種極高雅的生活藝術。

茶葉內含的成份

茶葉不是藥，家家用得著。飲茶對人體保健延年高壽之功，將茶葉中所含成分分別於后：

（一）茶葉中含有豐富的茶素。于1819年由瑞士物理學家Runge發現。

（二）茶葉中含有單寧類。于1840—1850年由英國三位科學家發現的。

（三）茶葉中含有維他命B。于1922年由Shspaid氏發現的。

（四）茶葉中含有維他命C。于1924年由日人鈴木、三浦、過村三氏共同發現的。

（五）茶葉中含有大量氟素。乃于二十五年前由醫學科學家發現。

（六）茶葉中含有單寧類，能排除放射能於人體外，並可防止受放射能感染之障害。此乃1957年日本靜岡藥物學家鵜飼貞二及教授林榮一共同研究發現。

（七）茶葉中含有維他命R。是1962年由俄國科學家發現。

（八）茶葉中所含的氟素。乃于1964年由台灣大學牙科學系試驗證實茶中氟素確能治蛀牙。

按上述茶葉中所發現各種對人體有益的東西，據文獻資料尚有許多益物加以分析如后：

咖啡因（Caffeine）—止渴、強心，有刺激血管運動中樞作用。利尿、解除煙之尼可丁及酒精中毒，強化肌肉收縮作用，恢復疲勞，有醒覺作用，能治頭痛。

茶單寧類（Polyphenols，多元酚類）—具有沉澱金屬、菸鹼、嗎啡作用，有防腐殺菌功能，其中游漓酸有收斂作用，對腹瀉痢疾有治效。

推阿芳（Theophylline）—協助腎臟排泄，利尿。

維他命A、B、C、D、R、P—其中維他命C有助增加血管韌性，減慢皮膚老化，並兼具美容效果；D對骨骼有特殊功效；R對老人毛細管有增加韌度及反老還童作用；P是維持血管正常活動必要成份。

氨基酸類—茶中有二十五種之多，對偏食蔗糖、脂肪或蛋白質而引起血液酸性中毒有中和作用。

氟素（Fluorine）—預防蛀牙大有功效。

單寧酸類—排除放射能在人體內吸收累積，減免其障害。

兒茶素（Catechin）—預防高血壓。

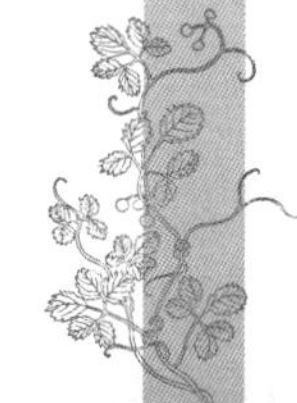

炭水化合物—醣分、澱粉、纖維對人體保健均有裨益。

茶色素—葉綠素對貧血症及肺結核有治療功效。

精油—提醒精神，除口臭。

無機鹽類—含微量鉀、鎂、鈉、錳、氧化鐵、磷酸、矽酸、碘等，對人體新陳代謝有裨益，且治甲狀腺之疾。

飲茶能保健治未病

因茶葉含有各種維他命，它能補充人自食物中獲得維他命之不足。而茶中之茶素有利尿解毒之功，一般人因受吸煙過多，使肺部咳嗽將成癌病，或飲酒宿醉者，多飲茶有解煙、酒之毒，省覺作用，袪除病害。

茶的功能促進消化，飲茶後很快消除食物入腹許多油膩之物，減少人之肥胖病。尙能降肝火，安定人情緒，因此使精神清新，全身舒適，裨益人體辛勞後之休息，使疲勞早除，體力迅速恢復。

由於飲茶利尿，可以防止許多排泄系統之毛病（如膽結石、腎結石、膀胱結石）。

家家戶戶養成飲茶習慣，茶不但能防止上述各種弊害外，飲之最能止渴，遠非別種飲料可以比擬的，最有裨益人體保健，延年益壽。

茶葉對人體益處太多，古今中外醫藥學家不斷研究與發現茶的功能，飲茶可防治一切未病。乃根據醫藥科學家實驗證實報告：民國59年9月25日中央社墨爾本當日航訊指出有位著名醫生哈根宣稱多飲中國茶可防止一切未病。他敦勸爲父母的經常讓小孩喝茶，甚至嬰兒也應該每日灌他喝一兩杯茶，用作提神幫助消化，這是人盡皆知，謂茶可以防止未病。

茶能解酒有益身心

茶能解酒：酒醉。最新醫學指出，酒精的作用完全與「以太」或「哥羅芳」相同，是痲醉劑之一，昔日外科手術未發達時，就是讓病人喝醉酒，然後開刀。唯一差異之點，「以太」與「哥羅芳」係用氣體通過肺部而進入血液，結果是殊途同歸。一般上說，醫學認定痲醉劑作用分爲三個階段而完成：

(1) 促成其興奮狀態。

(2) 混亂其知覺與神經感應。

(3) 最後引神經痲痺，及其呼吸氣管的失卻效能。

對酒精而言，它完全表現第一階段的現象，雖其興奮狀態稍爲低弱，但連入第二階段的條件已經存在。發生頭暈腦脹、口乾、唇燥、胸悶欲嘔等情況。整個神經受痲醉，心臟壓力加強，甚至血壓漸高，此爲酒醉現象。可泡一杯濃茶乘熱飲喝，即能解酒，因茶含咖啡因及鞣酸、維他命C等有益的亢奮和利尿佳。可以導引酒精從小便中排出。所以能解酒，這種解酒是合乎科學衛生。

據藥物學近述：茶葉爲強心利尿及大腦中樞興奮劑，祛除精神勞頓、興奮呼吸及循環、增加記憶力。茶葉所以能治療精神倦怠、興奮神經加強大腦皮質中樞的活動。凡精神不振、身體疲勞、腦力用神過多、頭目不清、或勞力過度。只喝一杯濃茶，立即精神煥發，解除一切疲勞，醒腦有神。蘇東坡云：「除煩去膩，不可無茶」。可見古人視茶之重，有益我們日常衛生與健康之關係至鉅。

茶可飲又可藥

茶葉是我國傳統的主要飲料，除飲料外，尚可作藥用在攝生治未病方面。對國民保健匪淺。按茶葉有甘、苦之味及微涼之性。且有沁清之香，又能調治疾病及治未之功能。筆者今將民間茶葉驗方提供于后供以參考之。

（一） 核桃蔥薑茶

效用：凡初感冒者解表散寒、發汗退熱。

原料：核桃仁6、7錢搗爛、蔥白10寸切段、生薑6、7錢切片、茶葉3錢、紅糖或砂糖適量自宜。以上一起用水煮三分鐘，即可取湯而飲，飲後入睡使其發汗。

（二） 薑茶

效用：凡外出遇上雨淋身濕，速飲此茶，可預防感冒發生。

原料：茶葉3錢、紅糖適量、生薑6錢切片，水量二碗煮三分鐘即可盛熱飲之。

（三） 蘇羌茶

效用：凡風寒感冒、亞寒發熱、無汗、肢體痠痛。飲之發汗解表而健康。無汗症才可飲此茶。

原料：紫蘇2錢、羌活2錢、茶葉2錢。以上爲單元，照以上單元若干倍共研粗末，裝瓶密封備用。用法一個單元量以水二碗煮成一碗，盛熱飲之，飲後蓋被入睡發汗。

（四） 五神茶

效用：凡初染風寒感冒、畏寒、耳痛、無汗等狀。

原料：荊芥2.5錢、蘇葉2.5錢、茶葉2錢、生薑3錢切片、紅糖若干適量自宜，水煮飲效。

（五）清熱解暑茶

效用：解中暑、高熱、汗出、口渴、胸悶噁心等狀。此茶解暑化濕，理氣開胃、利尿，爲夏季治暑濕之佳品。

原料：茶葉2.5錢、竹葉3錢、藿香3錢、青蒿3錢。以上爲一單元，煮水三碗，取湯飲之。

（六）蘿蔔茶

效用：清熱化痰、理氣開胃。咳嗽痰多、納食不多，飲此茶俱有良益。

原料：茶葉2錢、食鹽少許、白蘿蔔14兩切片，一起入鍋煮水至蘿蔔已爛，水量多寬宜。一家大小都可取湯飲之，對肺部有痰多者最佳。平日多飲保健，庶應無不益之處。

（七）柿茶

效用：潤肺止咳、肺虛咳嗽、肺結核痰中帶血、痰多等狀有效。

原料：柿餅6只、茶葉1錢、冰糖4錢。以上爲一單元，一起煮五分鐘，水量多一點(自宜)。每日取湯飲之，效驗如神。

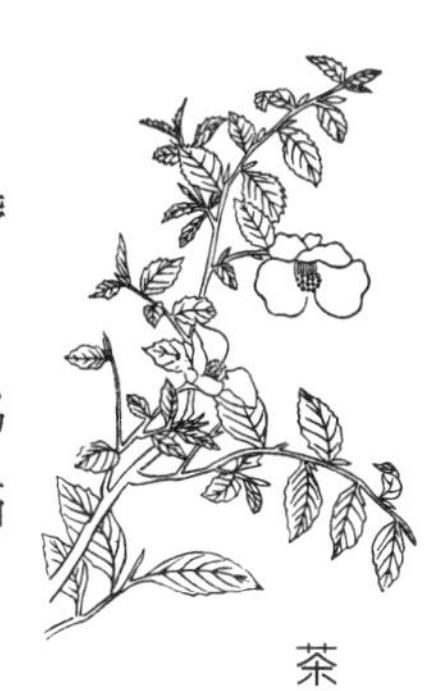
茶

（八）消滯茶

效用：消食化滯、過食肥膩、消化不良、納呆食減。

原料：茶葉1錢、藿香1錢、山楂3錢、麥芽1錢。以上爲一單元，一起研粗粉備用。如遇上消化不良等狀時，用水二碗煮成一碗，取茶湯而飲，立見舒服。

（九）降壓茶

效用：防治因冠心病、高血脂症而血壓升高之狀。飲此茶最爲適宜。

原料：茶葉1錢、山楂3錢、柿葉2.5錢。以上爲一單元量，配合一起用水三碗，煮成二碗，隨意飲之。

註：茶葉、山楂、柿葉三者均有消脂化滯作用。

（十）茶梅茶

效用：降血糖、利濕濁。凡糖尿病者，日常飲之最佳珍品。

原料：青茶葉3錢、烏梅20只、冰糖少許（不影響糖份）。以上合爲一劑，用水五碗煮成三碗，作整天之飲，生津止渴，降糖尿和消渴症。

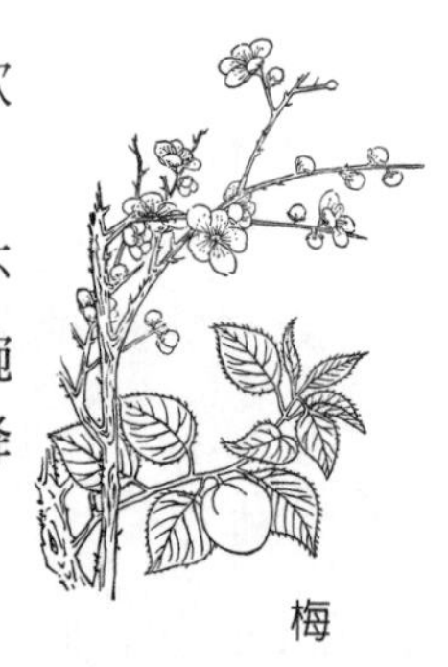
梅

關於茶葉對人的保健及防治疾病之效果，皆是根據民間傳統經驗所存留下來的。而且隨著時代的進步，研究證實茶葉功能給保障人類健康。

本文原載於台中市藥用植物研究會會刊 第10卷冬季刊

相思子雞蛋清糊

文／曾啓宗

組成：相思子10克，雞蛋1枚。

功能：清熱解毒、消腫止痛。

主治：流行性腮腺炎、癤腫、乳癰、毛囊炎、疥瘡、頑癬。

製法：將相思子研成細末，用雞蛋（去蛋黃、留蛋清）攪匀，調成糊狀，然後攤在紗布上，外敷患處。

用法：外敷患處，每日換藥，直至痊癒。

注意事項：相思子毒性較強，可以致人死亡，所以切忌，用於口唇處，絕不能內服。

相思子爲豆科植物相思子的種子，又名雲南豆子、紅漆豆、相思豆、紅豆、觀音子、鬼眼豆、鴛鴦豆、郎君豆。性平，味辛、苦。有大毒。藥材以個大、紅頭、黑底、色豔、粒圓飽滿者質量好。外用善能清熱解毒、消腫止痛、殺蟲，所以葉橘泉氏說它能治皮膚病、疥瘡、頑癬等，爲浸劑或糊劑。

據現代藥理研究結果發現，相思子能抑制金黃色葡萄球菌、大腸桿菌、甲乙副傷寒桿菌、痢疾桿菌及某些皮膚眞菌的生長，甚至還有抗腫瘤作用，因而在民間廣泛的運用相思子搗末，或用雞蛋清調糊外敷，治療痄腮、乳癰、癤瘡及其他皮膚感染。蛋清除有賦型作用外，還有清熱解毒的作用。

吳少英氏1984年在《雲南中醫雜誌》第二期，以「相思子雞蛋清糊治療流行性腮腺炎」爲題介紹：用雞蛋清一個調相思子末十克成糊狀，攤於紗布上，外敷治療流行性腮腺炎。經七年的臨床運用，認爲療效滿意，一～三劑就可治癒。四川省夾江縣木城區桂香鄉徐先澤氏報導，用相思子微炒至黃色，研成細粉，加入適量雞蛋清調成糊狀軟膏，攤在塑料布或油紙上。敷貼患處，每日換藥一次。此方治療流行性腮腺炎485例，除一例情況不明外，全部治癒。僅敷藥一次的402例，二次的56例，三次的26例。多數患者在敷藥半天後腫消病癒，少數患者由於患病時間較長，腫勢重或年齡大，治療三天痊癒。綜上可見，相思子雞蛋清糊劑治療流行性腮腺炎，療效十分可靠。

因相思子含毒蛋白，種子外殼堅硬，如果整吞不嚼碎，不致中毒。但咀嚼後再吞，半粒相思子就可使人中毒，出現食慾不振噁心、嘔吐、腹痛、腹瀉、呼吸困難、皮膚青紫、循環系統衰竭和少尿，最後出現溶血現象、尿血，逐漸成呼吸性窒息，死亡。解救方法除立即催吐、洗胃、導瀉外，應靜脈滴注生理鹽水，或５％葡萄醣鹽水。爲了防止血紅素及其產物在腎中沉澱，可每日口服小蘇打5～15克。如果溶血嚴重，呈現呼吸窒息時，應立即給氧輸血，及使用中樞神經興奮劑，行人工呼吸法進行搶救。

例：斐ＸＸ，女，26歲。因產後嬰兒生病，未哺乳，右側乳房腫痛灼熱，稍有惡寒，診爲急性乳腺炎，經注射青霉素等治療三天，效果不顯，而改用民間驗方，以雞蛋清一個加入相思子細末10克調成糊狀，用雞翅羽毛蘸取塗於乳房上，乾則再塗，不拘次數，並用吸奶器吸去積奶，棄之，塗藥後即覺清涼，當夜痛止，三天後痊癒。

本文原載於台中市藥用植物研究會會刊 第10卷冬季刊

三國演義與醫學趣談—千斤拔與大葉千斤拔

文／欉新寬

千斤拔

學名：*Moghania Philippinensis* (Merr. et Rolfe) Li

別名：蔓性千斤拔、千斤墜、千里馬、老鼠尾、土黃耆、金雞落地、千斤吊、牛大力、牛頓頭、吊馬樁、失尾蕩、大力黃、一條根、透地龍。

性味：甘辛、溫、微澀。

功能：祛風濕、強腰膝、補脾胃、消瘀解毒。

主治：風濕性關節炎、腰腿痛、腰肌勞損、慢性腎炎、氣濕腳腫、白帶、勞傷咳嗽、咽喉腫痛、跌打損傷、癰腫、四肢酸軟無力、黃疸、補氣血。

外方：

1. 風濕性關節炎、腰腿痛、腰肌勞損：千斤拔1兩、杜仲陳5錢、半楓荷5錢，水前後加適量白蘭地服。
2. 跌打損傷、勞傷咳嗽、四肢無力：千斤拔1兩、威靈仙4錢、九節茶5錢，水煎加白酒適量服。
3. 脾胃虛弱、氣虛腳腫：千斤拔1兩，五指毛桃1兩，雙面刺5錢，水煎服。
4. 咽喉腫痛、勞傷咳嗽：千斤拔1兩、木蝴蝶3錢、十大功勞葉2錢，水煎服。

大葉千斤拔

學名：*Moghania Macrophylla* (Willd) O. Ktyz

別名：千斤紅、天根不倒、假烏豆草、皺面樹。

性味：味甘、溫、淡澀，豆香。

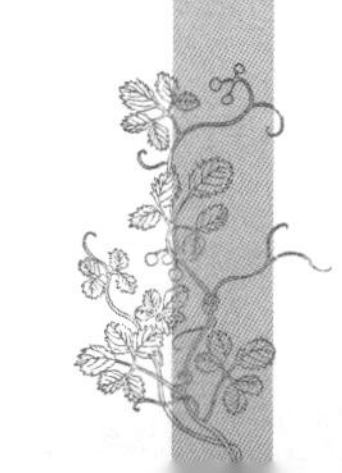

功能：舒筋活絡、強腰壯骨、祛風濕。

主治：風濕性關節炎、腰肌勞損、氣虛腳腫、勞傷久咳、跌打損傷、腎虛陽痿、偏癱痿痺、咽喉腫痛、疥瘡。

外方：

1. 風濕性關節炎、腰肌勞損：大葉千斤拔1兩、雙面針5錢、三椏苦5錢，水煎沖白酒服。
2. 腎虛陽痿：大葉千斤拔2兩、獼猴桃籐1兩，泡酒服。
3. 跌打損傷：大葉千斤拔、大羅傘、九節茶、仲籐各1兩，水煎沖酒適量服。
4. 偏癱痿痺、慢性腰腿痛：大葉千斤拔1兩、龍鬚藤5錢、杜仲藤5錢、虎杖5錢，水煎服。

疥瘡之疾：

袁紹在《三國演義》是一個目光短淺、優柔寡斷的懦夫。在書中袁紹小兒子患疥瘡一事，把袁紹的懦夫性格描繪得淋漓至盡。有一次曹操起兵二十萬人馬，分兵五路下徐州來攻打劉備，劉備遣孫乾來見袁紹，請求乘許昌空虛之際，出兵攻打曹操。只見袁紹形容憔悴，衣冠不整，心神恍惚，灰心喪氣地說：「我將死矣，吾生五子，惟最幼者極快吾意，今患疥瘡，命以垂絕。吾有何心更論他事乎？」決意不肯發兵。袁紹爲了小兒子的區區疥瘡之疾，而失去一次極好出擊機會。那袁五公子患的疥瘡，是否眞的會「命以垂絕」呢？不會的，這純屬是袁紹的無知之說。

疥瘡俗稱「癩疥瘡」，是因接觸疥蟲而引起的傳染性皮膚病，男女老幼均可能發病，據報導，最小的發病年齡是一個出生二十八天的嬰兒。疥瘡通常一人得病，全家秧及，生活環境沒改善前，疥瘡發病率很高，佔皮膚科門診人數的五分之一，目前由於大力推廣衛生活動，以及生活水準提高，發病率已大大下降。疥蟲體積很小，寄生在病人的皮膚上，要用顯微鏡才能看清楚他的眞面目。疥蟲有雌雄之分，雌蟲一生可產卵十至五十個，二週即可完成一代，繁殖力很強。

疥蟲多在夜間活動，傳染方式主要是人與人的直接接觸，少數可以通過衣褲、被罩、被褥等用品間接傳染，以家庭及集體宿舍中最容易傳播。疥瘡的流行以三十年爲一個傳播周期，一次流行持續十五年左右，最近一次世界的疥瘡流行是在1964年。周期性流行的原因，與人體免疫因素有關，衛生條件不良、旅遊交往增加、生態平衡失調，都會促使疥瘡的傳播。

疥瘡常發生在手指的指縫間、肘窩、腋下、下腹部、大腿內側、嬰兒的手掌、女子的乳房下、男子生殖器等部位，面部有時也會發生，在皮膚表面可找到一條條細小灰白色或黑色線條，這就是疥蟲鑽的隧道，有時還有小丘疹和水瘡，若發生繼發性感染時，還可產生膿瘡。病人會有難忍奇癢之狀，尤以夜間爲甚，常常影響睡眠，小兒病人因爲奇癢而煩躁不安，連夜哭鬧，怪不得袁紹被愛子哭鬧得精神恍惚，就誤以爲寶貝兒子「命以垂絕」了。

皮膚病的種類很多，有風症、濕症、熱症、燥症、瘀血症、蟲症、斑類、贅疣類及某些皮膚雜病，治療方法很多，但內治不外乎養血袪風、化濕清熱、涼營解毒，外治以心養潤燥、收水清火爲主。袁五公子的疥瘡是屬於蟲症，在現代醫學稱爲細菌性皮膚病。

疥瘡的病名，首次出現晉代劉涓子《鬼遺方》一書，認爲疥瘡是風溼熱邪郁于皮膚，接觸傳染。在葛洪《肘後救卒方》中，才第一次提到疥蟲爲疥瘡的病原體，這比阿拉伯醫師阿文茲發現疥蟲要早八百多年。由此可知，我國是世界上最早發現疥瘡病原體的國家，在晉朝以前約一十年的袁紹，是不太可能知道自己兒子患的是疥瘡之疾。

本文原載於台中市藥用植物研究會會刊 第10卷冬季刊

醫案回春－「胎位不正」驗方

文／羅漢平

起述

「中國醫藥研討會」於77年7月14日上午九時在台中的中國醫藥學院附設醫院第二醫療大樓會議廳開會，由總統府資政陳立夫先生主持，與會人士有日本學者及國內醫界人士約五十餘人，余亦蒙邀參加。

陳立夫先生說，中國文化的根源在易經，中醫藥之科學理論基礎，即是根據《易經》的「致中和」原理，而現代科學家由於得到易理之啓示，獲得諾貝爾獎。得主分別是德國之漢森堡，其論文爲「測不準定律」；又丹麥之寶雅教授，其論文爲「相生相剋原理」。寶雅教授在得獎慶祝酒會時，以「太極八卦」紀念章贈人，以示不忘中醫藥學的科學基礎出於中國易學。

在研討會上，日本醫學博士桑木崇秀指出：1976年前日本西醫界學者，認爲中國之醫藥治病爲不科學，而且無科學的根據，所以對中國醫藥都是看不起而加以排除。後至1976年中國針灸醫學突飛猛進，使世界醫學另眼相看，認中國的醫藥學非常科學，如針灸乃是物理學治療的最科學之科學，因此日本從1976年起對採用中藥漢方治療已逾全國60％以上。

我國醫藥學的科學早先西方醫學數千年之前，可是我們這後代，沒有去重視而沒落。漢平以「轉天湯」在易學陰陽臨床效益茲述於後：

胎位不正，若不早期治理及調整，到了臨盆時而腳先下或手先下，即一般所稱橫生倒生的「難產症」，如遇上難產乃生命危於旦夕。現代醫術的進步，對胎位不正，可用手術剖腹生產，但這種方法乃違背自然，查剖腹生產缺點，一個女人一生僅可剖腹二次，不可三次。

我國醫術對「胎位不正」以藥物治理及調整，有轉逆為順、反危為安之不可思議功效。「胎位不正」居多因孕婦本身氣血兩虛而衰弱，母身氣血不足難以自顧，焉能滋胎養胎？所以胎兒無力運轉，乃產生胎位不正之症。

發現胎位不正時間及療程悉述如次：

（一）第一療程：懷妊日五個月發現胎位不正，可用歸脾湯隔三天服一劑，連續服一個月以上，去檢查求證，胎位有無轉正。

（二）第二療程：七個月時檢查胎位仍不正，可用人參養榮湯，每四天服一劑。服至第八個月左右，再去檢查如胎位仍不正，可採第三療程。

（三）第三療程：九個月妊娠期如胎位仍不正，速改服轉天湯。第一劑服後第三天去檢查，胎兒必會向右斜轉三分，繼續服第二劑，二劑服後第三天再去檢查，胎兒可能向右再斜轉五分。再去檢查求證，胎兒在正確運轉，再服第三劑，第三劑服後三天再去檢查胎兒轉正與否，如胎位正後，則停止服藥，等候生產。上述療程，經許多胎位不正的婦女證明具有完滿效果。

驗方及偏方

（一）歸脾湯：人參2錢、白朮2錢、茯神2錢、炒棗仁2錢、福肉2錢、黃蓍2錢、當歸1.5錢、遠志1錢、木香5分、薑棗各2。如妊婦體瘦可加熟地2錢。

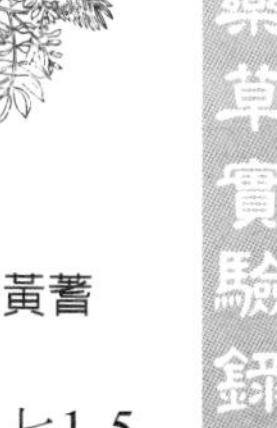
黃蓍

（二）人參養榮湯：人參2錢、白朮2錢、陳皮1.5錢、桂心1.5錢、熟地2錢、五味5分、遠志5分、白芍1.5錢、薑棗各3。

（三）轉天湯：人參1兩、當歸1兩、川芎5錢、川牛七1.5錢、升麻2分、附子1分。這方子量非常重，乃古時農業時代臨盆難產時之用。

按：人參大補元氣，芎歸大補其血，升麻力能提挈，牛七力能以降，一提一降使胎兒運行斜轉，又加附子一分，功能走經使氣血訊速運化催轉。

補註

懷妊婦女，不管在那個月份發現「胎位不正」，也可放棄上述第一、第二療程的歸脾湯及人參養榮湯去治它，改爲第三療程轉天湯直接服用效果非凡，但配方重量稍爲改輕一點。轉天湯方：人參5錢、當歸5錢、川芎2.5錢、牛七1錢、升麻3分、附子1分。服過一劑後三天左右檢查，有否斜轉現象，再服第二劑。再三天又去檢查，如果胎位反正則不需服用，若胎位尚未太正，可續服轉天湯一劑，經三、四天後再檢查，定必良好的滿意效果。用轉天湯直接療治，長久以來，救治不少胎位不正的婦女醫案，因此，將臨床經驗提供愛好發揚我國醫學先進加以研究。

本文原載於台中市藥用植物研究會會刊 第10卷冬季刊

治流鼻血與高血壓偏方

文／賴坤璋
陳季言

◎治流鼻血偏方（賴坤璋）

流鼻血良方

1.絲瓜約0.5斤、黑糖約1兩，二味同煮，不必加任何東西及水，煮約一碗，每天吃一次，三次可痊癒。

2.鮮蝦用滾開水沖之，沾醬油服二次，可斷根。

鼻血流不止方

麥冬、生地各5錢，水一碗煎六分，服用立止。

時常流鼻血方

此方適合肝、腎、心火旺，一晒太陽或吃到補劑、補藥或較燥性食物即流鼻血，或一碰到硬物即流鼻血者。

藥方：石柱1錢、生地1錢、麥冬2錢、元參2錢、冰糖1兩、水二碗燉服，輕症者四至六劑，重則十劑可痊癒。

◎治高血壓偏方（陳季言）

處方：杜仲、夏枯草、黃芩各5錢。

本方藥性溫和，對於各種高血壓症均有一定程度的療效，高血壓所引起的頭暈眩、頭痛、頸部酸痛、心悸等症狀，用此方皆有一定程度的改善。如果此人有明顯的頭痛，加川芎、羌活各3錢更有效；如明顯的頸部酸痛，加葛根1兩；頭暈眩的人，加天麻5錢；心悸的人，加麥門冬4錢、五味子1.5錢，如此則更能減輕患高血壓病人的痛苦。

另外，肝火上亢型的高血壓，此方再配大柴胡湯；腎臟性高血壓，此方配六味地黃丸；心臟性高血壓，此方加丹參、川七、川紅花。這樣子服用一、二週就會有很好的療效，本態性高血壓常服此方，也都有預期的效果。

本方屬於平和的降壓藥，常服此方健康無害，更能維持血壓的穩定性，故多吃無妨。

黃芩

本文原載於台中市藥用植物研究會會刊 第10卷秋季刊

養生談

高血壓預防方法：1.定期健檢；2.避免過度勞累及精神緊張；3.適宜運動、充分睡眠；4.少吃油脂及太鹹食物；5.盡量避免煙酒。

老年保健浸足方

文／資料室

最近我們醫院常接到病患對民俗醫療保健問題的電話及來函，其中最使吾感到訝異的，有七成的病患對民俗醫療規範認知不夠嚴謹，如：推拿、按摩、跌打損傷、氣功、藥洗、指壓、刮痧、腳底按摩、拔罐、收驚…等等，在82年11月19日衛生署公佈上列不列入醫師法管理行爲事項，但禁止不可使用侵入人體的機械器具，如打針、針灸……等。

有不少人認爲使用醫療檢驗的採血針在皮膚針刺放血是合乎民俗療法的規範，在此吾不便表示意見，吾想若使用金屬儀器在人體表面就可達到保健功效的話，不如使用非金屬儀器在人體表面也同樣可達到保健的功能，何樂而不爲呢？今吾提供非金屬儀器的驗方，在近幾個月臨床觀察，用於年老體虛症狀，如失眠、食慾不振、慢性胃痛、腰酸、四肢痲木不仁等有較爲明顯的效果，另有患者使用後，多年的凍瘡亦痊癒。

驗方組成：川椒5錢、紅花3錢、艾葉5錢、桂枝1兩。

使用法：上列藥材打成粗末並以過濾膜紙包好，加水1000毫升，加熱煮至800毫升，濾去藥渣。

每晚臨睡前取400毫升加溫（不致燙傷爲度），再以雙足浸入，交替搓擦。若水溫降低時，可加適量熱水，浸至雙足暖和、皮膚發紅爲度。

今川椒、桂枝、紅花、艾葉四種藥材，藥性溫熱，溫浸兩足，藥性直達足之三陰三陽，旁通手之三陰三陽。足之三陰三陽經脈與脾胃、肝腎臟腑有直接連繫。因此這種溫浸保健法不但無違法醫療規範，同時又可增強肝腎脾胃功能，夏季及冬季皆可使用。

本文原載於台中市藥用植物研究會會刊 第12卷秋季刊

穿心蓮之臨床應用心得

文／洪心容

「穿心蓮」藥材是爵床科一年生草本植物穿心蓮【*Andrographis paniculata* (Burm. f.) Nees】的全草，目前在台灣亦有濃縮科學中藥粉末以及乾燥藥材打粉後所製成的生粉膠囊可使用，有極佳的清熱解毒功效，味苦，性寒，其苦味若無親身嚐試則無從體會。沾取少量生粉含於舌上，則如穿心一般的高層次苦味會直達舌根，在口中久久不易散去，此亦爲其名「穿心」之由來，而科學中藥粉末則苦味稍輕，但仍屬多數人無法接受之苦味程度，故筆者開立此藥粉給予病患服用時，多需加入矯味劑以使藥粉口味容易入口，或以膠囊充填之，須知藥物即使功效如何強烈，若無法使人接受服用，則一切均爲枉然。

穿心蓮植株對環境適應度極高，在台灣具有相當產量，非常適合大量推廣，研究發現穿心蓮煎劑對金黃色葡萄球菌、綠膿桿菌、變形桿菌、肺炎雙球菌、溶血性鏈球菌、痢疾桿菌、傷寒桿菌等均有不同程度的抑制作用，並能增強白血球對細菌的吞噬能力，足有取代「黃連」之力。數年前，大陸進口的黃連價格大幅揚升時，筆者即大量使用穿心蓮配合其他清熱藥來治療多種濕熱火毒之證，均收奇效。如外感風熱，溫病初起的肺熱咳喘、咽喉腫痛，搭配荊芥、銀花、連翹、薄荷、冰片使用，收效快速；腸胃濕熱所致之腹痛泄瀉、下痢膿血則加用馬齒莧、白頭翁、藿香、薏仁等；火毒外發之癰腫瘡癤、蛇蟲咬傷可與紫花地丁、野菊花、紫背天葵同時內服及外敷，效果令人滿意。（按：穿心

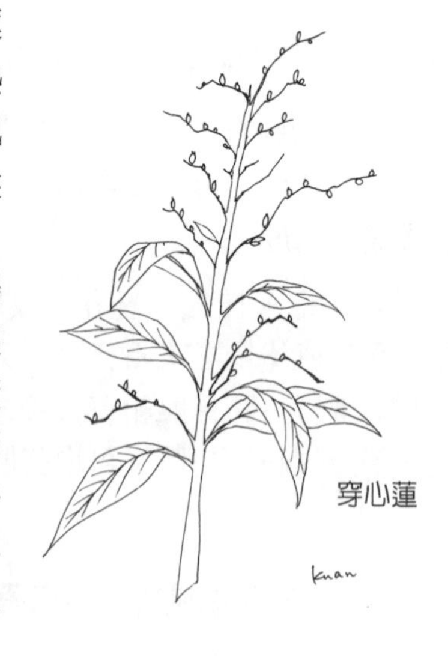

穿心蓮

蓮每日使用劑量以科學中藥而言，約在1～2公克之間）

惟「水能載舟，亦能覆舟」，儘管穿心蓮的苦寒清熱之功峻，卻不是任何體質之病患均適用。以筆者本身爲例，雖自詡身體一向健康，腸胃功能均佳，但曾因希冀迅速解除風熱喉痛症狀而於睡前呑服3公克之生粉膠囊，結果服後約2小時即覺胃部冷痛，半夜頻尿，急服理中湯3公克後方解，在此特別提出心得，願與同道共享之。

養生談

按摩保健訣：「面宜常擦」指面部從前額至下頷，包括兩太陽穴、鼻及鼻樑兩側要經常用手按摩揉擦，可防治頭脹、頭昏、鼻塞，尚有抗皺美容之功。

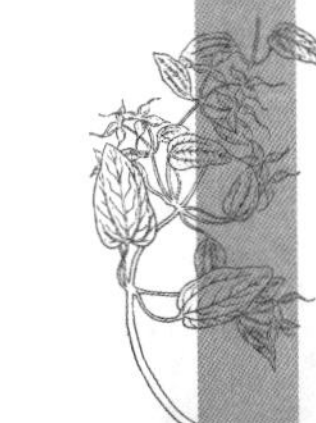

頭痛、頭痛、頭、痛痛；辨證、施治、就、不痛

文 / 徐謹文

頭痛

中醫認爲諸陽之會在於頭。凡五臟精華之血、六腑清陽之氣，皆上繪於此。六淫外襲，上犯巔頂或寒遏絡脈、或者熱擾清空，濕蔽清陽均能導致頭痛。故下面所討論十種可能導致頭痛的病因，而其辨證方法及藥方如下：

（一） 風寒頭痛

1. 症狀：

頭痛時作，吹風遇寒輒發。病連項背，常喜以綿帛裹頭。惡風寒，口不渴、苔薄白、脈浮。

2. 病因分析：

諸陽之會受外邪侵襲，循經上犯顚頂，阻遏清陽之氣，其痛乃作，太陽之脈上行頭頂。循頸而下項背，故其痛乃連項背，寒屬陰邪，得溫則痛減，故喜綿裹，以緩其痛也。營衛不和，則惡風寒，無熱則口不渴，苔薄白，脈浮，乃風寒在表之徵。

3. 治法：

以疏風散寒爲主。

4. 藥方：

（1）豆豉薑根（5錢）、葱白、豆豉、防風、前胡、北杏、桔梗各3錢，水煎服。

（2）蘇葉、香附、白芷、各3錢，陳皮、甘草各2錢，水煎服。

（3）蒼耳子、川芎、防風、白芷各3錢，羌活、荊芥、薄荷、甘草各2錢，水煎服。

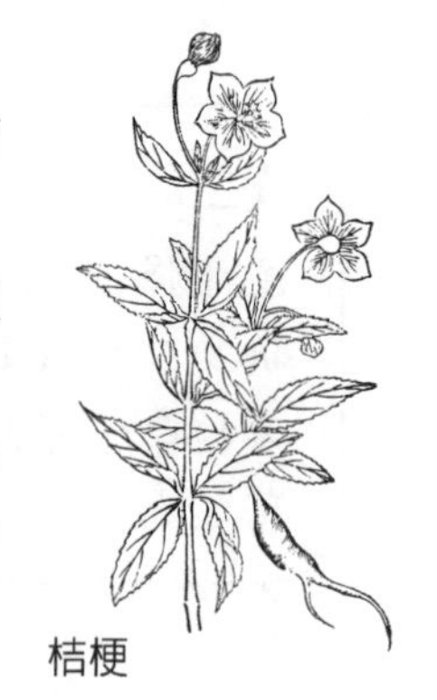

桔梗

（二） 風熱頭痛

1．症狀：

頭痛如裂，面目紅赤，口渴欲飲，發熱或惡風，便秘溲赤，苔黃、脈浮數。

2．病因分析：

風熱行於陽絡，熱爲陽邪，其性屬火。挾風上擾清竅，故其痛如裂，面目紅赤，亦爲熱邪上亢之徵。口渴欲飲，爲裏熱消灼津液。發熱或惡風，爲風熱之邪犯衛。便秘溲赤，均屬腑熱。脈浮主表，數主熱苔黃亦屬熱象。

3．治法：

以清泄風熱爲主。

4．藥方：

(1) 蔓荊子、紫蘇葉、白芷、菊花、薄荷各3錢，薄荷後下，水煎服。

(2) 銀花5錢，荊芥2錢，蔓荊子、菊花各3錢，薄荷1.5錢，水煎服。

(3) 黃芩、菊花、蘆根、桔梗、杏仁各3錢，山梔、薄荷、甘草各2錢，桑葉5錢，水煎服。

(三) 腦震盪昏迷，頭眩

1．治法：

以強心，增進腦中氧氣補給，擴大血管爲主。

2．藥方：

(1) 全歸、熟地、炙黃耆、川七各3錢，川芎、赤芍、防風、洋參、吧參各2錢，羊頭1個，半酒水燉服。

(2) 腦震盪後遺症之頭痛：石仙桃5錢、白芷3錢、雞蛋1個，水煎服。

(四) 風濕性頭痛

1.症狀：

頭痛如裹，肢體倦重，納呆胸悶，小便不利，大便或溏，苔白膩，脈濡。

2.病因分析：

風濕外盛，上犯巔頂，清竅爲邪所阻遏，故見頭痛如裹，脾思運化而主四肢，濕濁中阻，脾陽爲濕所困，故見四肢倦重，納食呆滯，胸爲清曠之區，全賴陽氣以舒展，今爲濕遏，陽爲濕宣，故胸部窒悶，邪濕內蘊，不能分清泌濁，故小便不利，大便或溏，苔白膩、脈濡，爲風濕交阻之象也。

3.治法：

以祛風除濕爲主。

4.藥方：

（1）假蔞果、獨行千里跟各1錢，桑枝、崗松各5錢，薜荔藤1兩，水煎服。

（2）寬筋藤、絡石藤、雞血藤、銀花藤、清風藤各5錢，水煎服。

（3）獨活、川芎、蔓荊子各3錢，防風、藁本、甘草各2錢，水煎服。

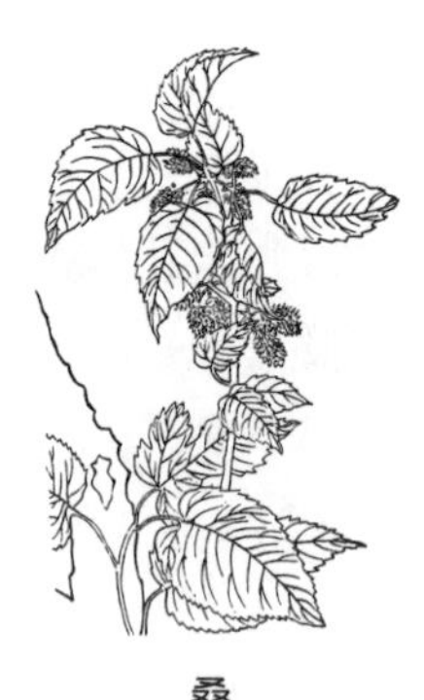

桑

（五）肝陽頭痛

1.症狀：

頭痛而弦，左側爲重，常見暴怒，睡眠不寧或兼脅痛，面紅口苦，脈弦有力。

2.病因分析：

諸風掉眩、皆屬於肝、怒則氣上，引肝陽上亢、故頭痛而眩。肝氣行於左，故痛以左則爲重，脅爲肝膽經脈所過，故或兼脅痛，肝膽之火偏亢，故常見暴怒，擾亂心神，故睡眠不寧，面紅爲陽之徵，口苦肝膽鬱火內熾，弦爲肝脈。

3.治法：

以平肝替陽爲主。

4.藥方：

(1) 鈎藤、菊花、防風、黨參、茯神、茯苓、半夏、陳皮、麥冬各5錢，生石膏1兩，甘草3錢，共研細末，每次5錢，水煎去渣服。

(2) 鈎藤、崗梅根、野菊花、蘆竹根、葛根、桑葉各5錢，水煎服。

(3) 鈎藤、天麻、石決明、黃芩、益母草、白英各三錢。夜交藤、杜仲、山梔、桑寄生各2錢，水煎服。

(六) 腎虛頭痛

1.症狀：

頭腦空痛、眩暈耳鳴、腰膝無力、遺精帶下、舌紅、脈沈細無力。

2.病因分析：

腦爲髓海，其主在腎，腎虛則髓不上榮，故頭空痛，眩暈耳鳴，腰爲腎府，腎虛不能主骨，故腰膝無力，腎虛則精關不固而遺精，女子則帶脈不束而帶下，舌紅，脈沈細無力，均屬陰虛之候。

3.治法：

以養陰補腎爲主。

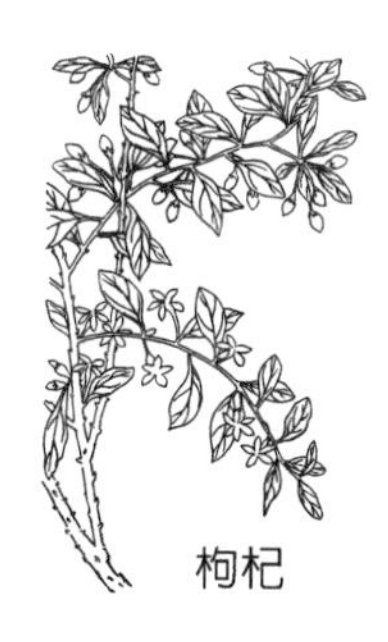

枸杞

4.藥方：

(1) 千金拔1兩，龍鬚騰、杜仲各5錢，水煎服。

(2) 苦丁茶、木饅頭果各5錢。桑椹、黃花、大遠志、金錢豹各3錢，水煎服。

(3) 熟地、山藥、山茱萸、枸杞子、杜仲各3錢，當歸、甘草各2錢，水煎服。

（七）氣虛頭痛

1. 症狀：

頭痛綿綿，過勞則甚，體倦無力，食慾不振，畏寒少氣，脈細無力。

2. 病因分析：

氣虛則清陽不升，濁陰不降，清竅不利，故頭痛綿綿，勞則氣傷，故勞時更甚，陽氣不佈，運化失職，則體倦無力，食慾不振，畏寒少氣，脈細無力，均爲氣虛之候。

3. 治法：

以補氣爲主。

4. 藥方：

（1）盤龍參、土人參、石仙桃各5錢，牛大力1兩，麥冬3錢，水煎服。

（2）土人參、千斤拔各1兩，五指毛桃5錢，水煎服。

（3）蔓荊子、當歸、川芎、人參各3錢，黃耆、白朮各2錢，細辛、陳皮、甘草各1.5錢，水煎服。

（八）血虛頭痛

1. 症狀：

頭痛而暈，心悸易慌，舌淡，脈虛澀。

2. 病因分析：

頭痛而暈，爲血分不足，虛火上逆，心陰不足則悸，神失所養則慌，舌質紅，脈虛澀，均爲營血不足，虛火上炎之象。

3. 治法：

以養血爲主。

4. 藥方：

（1）墨旱蓮，女貞子各5錢，桑椹3錢，水煎服。

⑵ 亮葉的雞血藤、金櫻根、千斤拔、杜仲、黨參、墨旱蓮各5錢，水煎服。

⑶ 蔓荊子、川芎、黃芩、菊花各3錢，當歸、白芍、生地、炙甘草各2錢，水煎服。

(九) 痰濁頭痛

1. 症狀：

頭痛昏蒙、胸脘滿悶、嘔噁痰涎、舌苔白膩、脈弦滑。

2. 病因分析：

痰濁屬陰，上擾清竅，經絡阻塞，清陽不得舒展，則頭昏暈。痰阻胸中，肺脾不運，故胸脘滿悶，上逆則嘔噁痰涎，舌苔白膩、脈弦滑，均爲濁痰內停之徵。

3. 治法：

化痰理脾可也。

4. 藥方：

⑴ 石菖蒲、遠志、鬱金、半夏、茯苓各3錢，膽南星2錢，水煎服。

⑵ 天麻、白朮、茯苓、半夏各3錢，陳皮、甘草各2錢，水煎服。

(十) 偏頭痛

1. 症狀：

頭痛是陣發性的，半側頭痛或稱半邊頭風，發作有預兆，如眼前發黑，或有金星火光，數分鐘或半小時後即發作，頭痛劇烈，出現噁心欲吐，心煩，嘔後頭痛逐漸減輕，停止如常人。

2. 病因分析：

此症與頭部血管舒縮運動障礙有關，多屬痰火，或風熱，血寒爲患。

3. 藥方：

（1）熱症頭痛：三椏苦、野木瓜各5錢，崗梅1兩，水煎服。

（2）荊芥4錢，黑豆3錢，生薑2片，水煎服。

（3）蔓荊子3錢，川芎5錢，白芷、半夏各2錢，細辛、甘草各1.5錢，水煎服。

（4）夏枯草、香附各5錢，甘草1.5錢，水煎服。

以上所列，乃爲我多年來，所學得之各種治療頭痛的中草藥複方，並爲本人自採、自用過的經驗方，願與各位會友先進，共同探討與參考，而其中使用之分量，只供參考，尙須根據患者的體質強弱、病情輕重、年齡大小…等具體情況，斟酌靈活運用。至於中草藥的性味功能繁雜，療效奇多，在此沒有詳加敘述，遺漏之處，謹此祈求各位先進不吝賜教，是幸。

本文原載於台中市藥用植物研究會會刊 第13卷秋季刊

嬰兒哺乳與膳食

文／蔡政純

一、 母親為什麼要哺乳

1.人類是動物的一種，母親親自哺乳是天經地義的事，否則是違反了自然。人奶成分是嬰兒最完全營養分，不僅最適宜嬰兒清化與利用，特別是自己生的孩子。

2.母乳的初乳，可提供嬰兒終生的抗病免疫功能，吃母奶的嬰兒死亡率比人工餵養小10倍。

3.人乳有自然消毒，無須消毒而清潔，方便又經濟。

4.分娩後數週中，由母親乳餵養嬰兒，有助於子宮收縮及促進母體的新陳代謝及血液循環。

5.母乳中有含一種乙型乳糖，能促進乳糖桿菌生長，又能抑制大腸桿菌繁殖。

6.母乳所含蛋白質，脂肪，糖類三大營養素比例最適當，尚含酶 而利於嬰兒消化吸收，生長發育，預防貧血和佝僂病。

二、哺乳的宜忌

1.初生嬰兒大約12小時即可哺乳，先擦拭乳房乾淨，若產婦尚未分泌乳汁，不要勉強舔吮，以避免乳頭破裂發炎。

2.初生嬰兒約3～4小時餵哺一次，晚間最後餵哺約在午後12時，慢慢延長哺乳時間，使產婦在晚上得到充分休息。養成嬰兒好習慣，白天最好定時準時。

3.不要一聽見嬰兒一哭即餵，而以引誘不哭的習慣，或以這種方法作爲安撫嬰兒。要注意是否生病，尿濕，刺物或解除其原因。

4.吮乳的時候注意嬰兒鼻孔有無異物堵住，以免影響呼吸。吸奶適量時，要暫停以預防積存食道或上膈，輕拍背部聽到〝哦〞一聲，〝咕嚕〞乳汁就下去了，並且兩邊乳房平均哺吮。

5.哺乳要適量，過多與過少均不宜。有些產婦乳量特多，怕流量太大時，先用兩指挾住頭慢慢放開，以免噎著嬰兒。

三、營養補充與膳食

大體母奶給嬰兒營養中蛋白質，脂肪，糖類都已充足，不必要再補充，惟有因產婦的乳汁分泌不足，供乳量缺乏而影響嬰兒營養不良，那就必須要適量利用牛奶、羊奶來補充。通常母乳中比較偏差的是維生素方面適量補充，還有常會被忽略水分的補充。總而言之，雖然都注意到如何利用其他食物作爲嬰兒的營養，但如何調養產婦健康使之正常供應母乳，比什麼方法都重要，特別是在8個月至1週歲以內，嬰兒膳食輔充食品如下：

（1）2～4個月：菜水（煮湯）、水果汁2～4湯匙補充維生素。但要注意脾胃寒或濕、觀察的量、顏色。

（2）5個月：蛋黃，最初每日約1個，漸量增加。補充鐵或其綜合營養。

（3）6個月：菜泥、水果泥、粥湯，每日半匙～1湯匙，10個月後漸增加2～4湯匙。以補充礦物質、維生素、熱量、纖維質，並適應澱粉食品。

（4）8～9個月：軟麵湯，稀食，補充熱量。

（5）10個月～1歲：軟飯、蒸蛋、碎肉、碎菜，補充發育成長營養。

補充食品從試食至正常供食，都要做到少量而漸增量，且注意嬰兒大小便狀況及消化情形。供食時間宜在餵母乳之後，或兩次餵奶之間。

四、通乳與止乳方

中國有很好通乳與止乳方。

1. 通乳方

（1）王不留行3錢、通草1.5錢、木瓜3錢、晉耆1兩、歸身3錢、穿山甲2錢、白芷2分，半酒水炖豬腳服，能使乳暈充沛，少女食後乳房豐滿。

（2）黃耆8錢、當歸3錢、白芍2.5錢、通草2錢、豬蹄2只，藥水煎取汁和豬服。日二次。

（3）通草、串芎各2錢、炒穿山甲共3錢，甘草1錢、豬蹄2只，紗布袋包緊，煎至豬腳爛，湯和豬蹄分次服食。

（4）青木瓜0.5斤、豬腳1只，炖服食。

（5）鮮番木瓜、韭菜各半，煮食。

2. 止乳方

（1）白芷2錢、油桂2錢、種殼3錢、乾漆1.5錢、紅花5分，水煎服。預防無嬰兒食乳，乳房腫脹，堅硬疼痛。以下功用相近。

（2）當歸2錢、生地3錢、川芎2.5錢、白芍3錢、炒麥芽1兩，水煎服。

（3）麥芽8錢、山楂8錢、神麴8錢，水煎代茶飲。

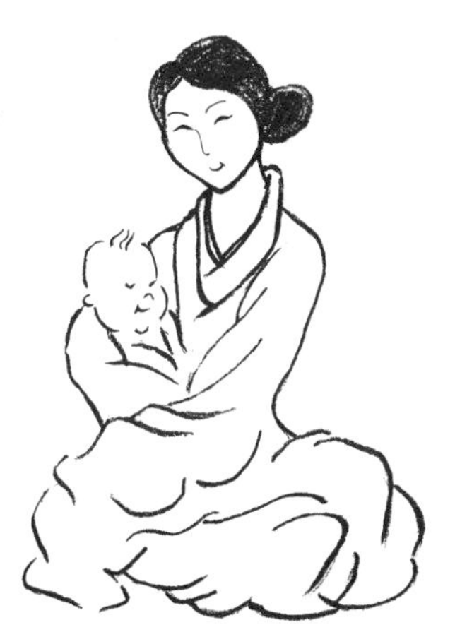

本文原載於台中市藥用植物研究會會刊 第14卷春季刊

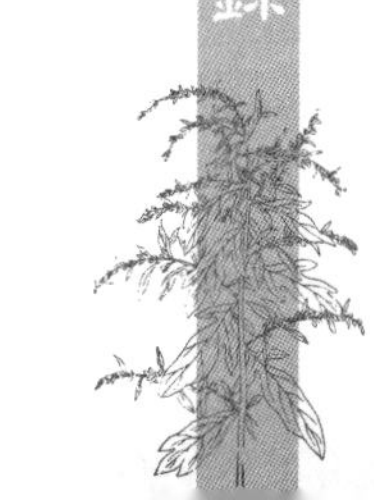

藥用水果—柳橙

文／陳盈芬

柳橙又名甜橙，爲常綠小喬木。果實、果皮、橙核均可入菜。柳橙含糖類、維生素、檸檬酸、生物鹼及揮發油。

果實：果實於秋冬成熟、果肉多汁，味甜或帶甜酸味。性平，功能滋潤健胃。

果皮：味苦辛、性溫，有化痰止咳，健脾胃之功效。

橙核：味苦、性溫，消腫止痛。

應用：

（一）於疾病治療期或疾病治癒後，作營養補助劑：鮮果1個，去皮吃，每天2～3次。

（二）維生素缺乏症：鮮果1～2個，去皮吃，每天早晚各一次。

（三）急性咽喉炎，或咳嗽失音：鮮橙汁半杯，慢慢嚥服，每天三次。

（四）急性慢支氣管炎：鮮果1個，連皮切成4片加冰糖15克，隔水燉半小時，連皮服用，早晚各一次。

（五）消化不良、胃脹氣：鮮果汁半杯飲用，可消脹氣。或以橙皮煮水飲用。

（六）產後乳汁不通，乳房紅腫、硬結、疼痛：橙核12克搗爛後，用開水、米酒各30克拌勻，一半內服，一半用藥棉浸敷腫痛處。

本文原載於台中市藥用植物研究會會刊 第14卷冬季刊

人參花及鮮參漫談

文／劉醇郁

一、前言

在所有的天然補品中，沒有那一種能像人參那樣的引人注目了。人參，二千多年前的《神農本草經》就記載了它能益神智、補五臟、安精神…，民間將它譽爲神草，在歷史上流傳著許多有關其功效的神奇故事。人參是大自然賜給人類的寶貝，其功效依德、日、韓、前蘇聯、大陸等世界著名學者的研究，而有了科學依據。人參對人體各器官皆有極佳的生理活性，它是使人們的身體免疫力，調和視覺及運動神經，促進新陳代謝之故。是故，人參不但可以作藥，也是自然食品和健康食品，是醫食同源的象徵。

台灣人參市場上，以亞洲及美洲原產爲主。

1. 中國：中國紅參（石柱參、長白山參、千章參等）。中國野山參、移山參。中國大力參、生晒參、糖參等。

2. 南韓：高麗參（天、地、良、切參等）、太極參、韓東洋參。

3. 日本：紅參（雲州…）、東洋參。

4. 西洋參：野生粉光參、副粉光、花旗參等。

5. 前蘇聯：蘇聯野山參。

6. 人參替代品：黨參、太子參。

7. 新鮮人參（鮮參）、參花及人參製劑、製品等。

在上述種類中，國人對參花及鮮參仍是頗爲陌生，筆者特在滋補藥膳甚受珍視的今日社會，爲文漫談並與藥界先進賢達共勉之。

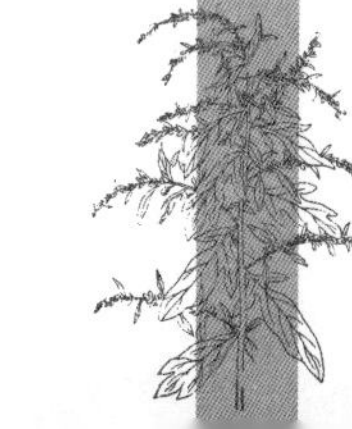

二、人參花的珍奇特性

平凡的草本植物最多只有幾年的生命，而人參每年僅在短暫的春、夏季生長。它在植園後的第5～6年起開花，其珍貴地方就在每年度只有一個多月的發芽、開花期。人參在秋、冬半年裡處於零下30℃的冰封期冬眠著，在這嚴苛惡劣的環境下才能造就人參花。當人參在開花時大量的精華會輸送到花部，此時人參主根部的成長就會受限。是故，人參花是很難得的藥材和四季皆益的滋養品，此乃因它所含有的藥效成分--人參皀甙（音ㄉㄞˋ）量較高（如下表），效果最明顯。

〔人參各部位皀甙成分表〕：

參花	參根	參鬚	參葉	參莖	參果	種子
26.40	5.20	11.50	10.20	3.50	21.80	2.30

註：上述七種產品各取壹佰毫克所做分析結果，世界著名學者所確立的單位含量表示法爲：mg％。

參花沖泡使用方法：

1. 冷泡法：將參花10朵置於杯中，以250毫升市售鈣離子水沖泡5分鐘，風味甚佳，可沖泡數次。

2. 熱沖法：將參花10～15朵以500毫升量熱開水沖之，可連續沖泡數次，並可欣賞參花茶湯之美。

3. 參花紅棗茶：將紅棗15粒洗淨後，以2公升水量煮沸15分鐘加入適量冰糖，最後再加入50朵人參花續煮3分鐘熄火，濾出熱飲，風味絕佳，滋養肝臟、增肌力，爲抗癌聖品。

4. 冰飲法：上項熱參花紅棗茶於冷卻後放入冰箱，4小時後，以夏克杯（Shaker）振盪之，倒入飲杯中可以品茗到參香從細緻泡沫中陣陣逸出，清涼生津解渴除大熱，可大力推廣於泡沫紅茶店。

5. 人參花雞湯：參花45朵，雞肉半斤切塊，水適量能覆蓋雞肉，煮50分鐘，可稍調味即成口味鮮美，抗皺駐顏容易消化的美容保健藥膳。

6. 參菊晶：以人參花、菊花、山楂可製作味佳可口的保健飲料。長期服用可以明目開心、清熱散風，對於高血壓、冠狀動脈硬化等心血管疾病，有極佳改善功效。

7. 參花其他製品：如參花茶包、參花洛神茶等。

人參

三、富含漿汁的鮮參

自參園採收而來的生長4～6年人參經洗參後，再以酒精泡洗並以真空包裝封袋或以充氮包裝，即爲新鮮人參，又名水參，擁有人參最原有成分及靈氣，這種未經炮製過的人參，既新鮮又不失原味，做爲藥膳或泡酒之用，遠勝過乾品人參。其實，原本服食人參就應把參肉一起吃下，尤其藥膳講究的是口感、色香味俱全。乾品人參乾硬無比，烹飪後有如嚼蠟般，口感鮮味甚差。鮮參則不同，不但富含參汁又可切成細絲、薄片，隨同其他配料一起服食，擴展了人參在滋補保健藥膳製作上的大空間。鮮參料理最好在初春及冬季服食，這是營養又美容、保健價值很高的美味佳餚，可做爲傳統醫學中藥療之外的輔助保健療法。茲摘述數則鮮參藥膳供以選用製作：

（一）鮮參酒：將鮮參數支先以兩碗米酒泡洗10分鐘，取出晾乾4小時（勿碰水），再裝入瓶中並倒入適量米酒，封瓶置放4個月以上即可飲用。鮮參取出燉雞或排骨均可，風味最佳。

（二）適合全家四季進補者：

鮮參香菇雞：母雞肉一片切塊川燙，加鮮參5兩切片，薑、酒適量及2公升水，小火蒸煮90分鐘即成。

鮮參鱠魚：鱠魚半斤切段，用米酒泡5分鐘，排骨數塊，鮮參絲5兩，枸杞子、紅棗少許、酒1小匙，隔水燉煮50分即成。

參筍肉片湯：豬肉8兩切片、鮮參絲3兩、冬筍及黑木耳取各適量切絲，加1.5公升水量隔水燉煮50分即成。

（三）適合陽虛者：（面白、四肢冰冷、頻便、神疲嗜睡畏寒）

鮮冬蟲夏草鴨：鴨肉數塊加鮮參絲、蟲草各4錢，隔水燉煮50分即稍調味再食用。

鮮參蒸膳：一斤鱔魚切段，鮮參絲6錢、胡桃肉6錢切片，先用大水煮沸撈去浮沫，再加酒、薑、蔥適量，轉以小火煮50分再調味即成，喝湯效果甚佳。

（四）適合陰虛者：（盜汗、便秘、口燥、體瘦、手足心發燙）

鮮參薏米粥：山藥片、薏仁各3兩，鮮參片、百合各6錢，加水煮熟爛即可當飯食用。

鮮參天冬燉鴨：鴨肉數塊加天冬、熟地黃、鮮參絲各2錢，加薑、酒、鹽適量，隔水燉熟50分即成，分次吃肉喝湯。

（五）適合氣虛者：（易倦怠、易感冒、食慾差、易頭暈）

鮮參蓮子湯：鮮參5錢、蓮子20顆、冰糖適量，加水蒸熱50分，溫服最佳。

鮮參紅棗湯：鮮參5錢、紅棗16顆、冰糖適量。加水蒸煮50分，溫服。

人參的種類繁多，聰明的人會多去討教與選用，現代人對於健康食品和自然食品的需求量逐年增加，這也是「食藥一體」「醫食同源」的生命哲學受到重視的表現。

本文原載於台中市藥用植物研究會會刊 第14卷春季刊

> **養生談**
>
> 養生雖以粗茶淡飯爲原則，但也不能太單純，要食雜糧，菜餚要葷素結合，更要有各種水果爲輔食，如此才能有利於營養物質的生成。

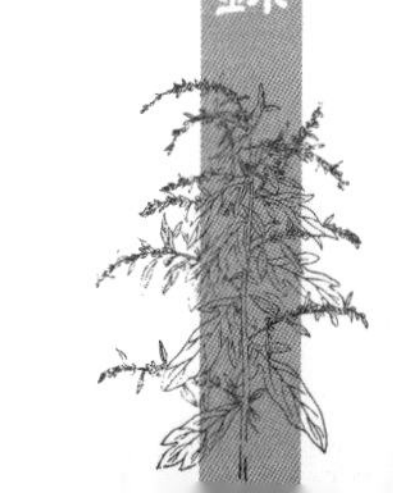

吃木瓜（本名番木瓜）好處多多

文／資料室

一、概說

番木瓜原產熱帶美洲，我國古代習將國外或外國來的稱番邦，木瓜其果如瓜，故名番木瓜，番瓜。台灣通稱木瓜，惟中醫藥使用之木瓜，乃薔薇科(Rosaceae)植物木瓜 (*Chaenomeles sinesis* Koehne)等近植物之果實。清《植物名實圖考》以番瓜之名著錄，曰：「番瓜產粵東，海南家園種之，樹高二三丈，枝直上，葉柄旁出，花黃。果生如木瓜大，生青熟黃，黑如椒粒，香甜可食。」又引《羅江縣志》；「石瓜一名冬瓜樹，可治心痛云。」考其文及圖正是番瓜科(Caricaceae)植物番木瓜(*Carica papaya* Linn)。然本草記載於圖考，一說是於名，本草品彙精要，一說是《本草綱目》，均以石瓜之名著錄。古籍中尙有廣東之《肇慶府志》稱萬壽果，《嶺南雜記》稱蓬生果、乳瓜，《陸川本草》稱木冬瓜。

就品彙、綱目兩書已收錄番木瓜，則可推定公元1700年間即已傳入中國及亞洲熱帶地區。台灣最早是由廣東傳入，年代已未可考，至1903年復從夏威夷新品種及1915年引入爪哇種，斯時祇栽培供作養豬飼料，1908年始宣導供食用推導，迄今仍普遍廣爲栽培果樹，除大量供應鮮果食用外，最著名是木瓜牛乳飲料，尙有木瓜加工成各種食品，都味美可口，香人健康。

二、形態

喬木。單幹不分枝，圓柱形，質脆，中空具膜層，表面具大型葉痕。葉互生，大型，柄長達60cm以上，中空，葉近圓形，多爲7～9掌狀分裂，長寬達60cm以上，每裂片復不整狀羽裂。木瓜常有雌雄同株或異株，有完全花、單性花、雜性花。通常雌花無幾柄或短柄，單生或數朵組成繖花房。萼片環狀，5深裂，裂片三角形成線形，黃綠色。花瓣5枚，淡黃色或乳白色，線狀披針形，稍肥厚，聚合類鐘狀。完全花中雄蕊10枚。雌蕊1枚，子房長橢圓形，柱頭3～5裂。果實矩圓形，長橢圓形，番瓜形或近球形，長10～30cm，徑5～20cm，熟橙黃色或暗色，果肉厚，黃色或紅色，漿質，味甜美。內壁具多收黑色種子。周年開花結果。

三、 採藥・加工：

全年可採。採成果實，去種子或表皮，鮮用。採葉曬乾，備用或隨用隨採，鮮用。

四、 藥理：

番木瓜藥理實驗具有強心作用。木瓜蛋白酶能幫助蛋白消化，可用於胃慢性消化不良、胃炎。未成熟果實漿汁對於炭疽病灶中能消化損壞組織，而健康組織則不受影響。漿汁對於豬鼠子宮有明顯加強子宮收縮作用。蛋白酶水溶液能溶解小血塊，並能溶解黏稠濃物，可應用於壞死組織創傷，慢性中耳炎等治療，有明顯之抗原作用，惟靜脈注射毒性很大，尚有顯著抗凝血作用。番木瓜鹼能使家兔血壓下降，對於離體蛙心、兔心引起擴張期停止，使蛙後肢血管收縮，使兔耳殼、腎臟、小腸和冠狀血管舒張。番木瓜鹼對於中樞神經有麻痺作用，所含蛋白質有抗金黃色葡萄球菌、大腸桿菌、綠膿桿菌、副痢疾桿菌等作用，尚有殺滅阿米巴原蟲及蛔蟲作用。

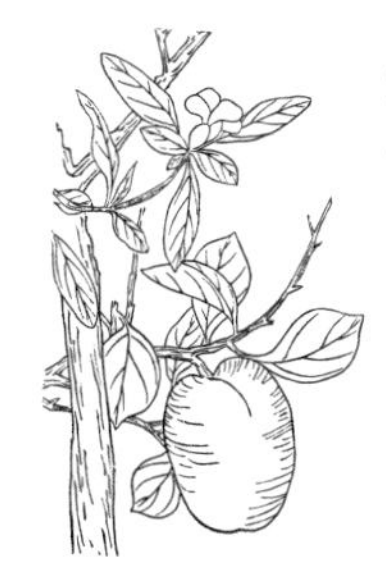

木瓜屬薔薇科植物，非「番木瓜」。

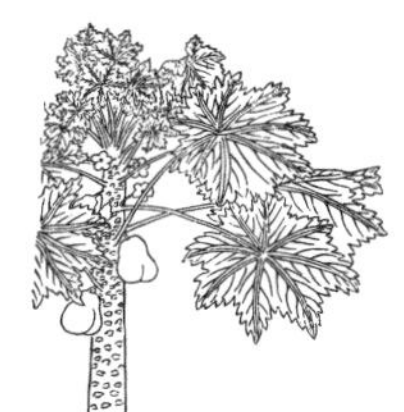

台灣民間通稱番木瓜為木瓜，其果實為常見水果之一。

↑本文主角植物「番木瓜 」

番木瓜鹼具有抗淋巴性白血病細胞（L.1210）之強烈抗癌活性，抗淋巴性白血病（P388及EA）之腫瘤細活性，木瓜酵素有溶解纖作用。

番木瓜鹼有毒，主要中毒使中樞神經及呼吸麻痺和心臟障礙造成死因。

五、效用：

根、葉、花有強心，利尿，消熱，解毒，消腫之效。治心區痛，蛋白尿，哮喘，結石，疝氣痛，腫毒。外用瘡癤，潰瘍，皮膚病，雀斑，面疱，手足麻痺，久年腳爛。果實健脾胃，助消化，滋養保健，解酒毒，解毒消腫，防腐，降血壓，通乳，驅蟲之效。治消化不良，胃痛胃炎，胃及十二指腸潰瘍，心痛，兩便不通，痢疾，高血壓，壞血病，蟲，蟯蟲，蛔蟲等症，陰道發炎，癰癤腫毒，跌打腫痛，產婦乳少。種子有治心，殺蟲，通經，墜胎，治心臟病，呼吸困難，精神興奮，有毒慎用劑量。乳汁外用。治疣，皮膚癢，牛皮癬，濕疹。

六、方例：

（1）治心臟無力、哮喘：番木葉適量。水煎服。《甘・藥植誌（三）》

（2）治心臟病、呼吸困難：番木瓜成熟種子研粉1～2公克。開水兌服。（爪哇）

（3）治哮喘：番木瓜曬乾，捲煙吸用。（日本）

（4）治胃病、胃痛：青番木瓜壓汁一碗，一日分三次服用，一週見效，一月可痊癒。（台灣）

（5）治胃消化不良、胃痛、胃炎：番木瓜未熟至初熟者，適量，切片，鮮用炖冰糖服食。（台灣）

（6）治胃、十二指腸潰瘍疼痛：番木瓜3～5兩，鮮食。《中

草藥匯編》

（7）治腸炎下痢、大便秘結：番木瓜鮮果喫食即可奏效。《甘・藥材誌（三）》

（8）治內傷病：番木瓜果和豬肉煎湯服。（嶺南）

（9）消積食：食堅韌肉類，每感胃腸不適，停滯不化，食後吃木瓜即消。《甘・藥材誌（三）》

（10）消蟲積：a.未成熟木瓜，絞汁服。（日本）b.驅除蛔蟲及其他寄生蟲：種子研粉服或乳汁和蜂蜜服《莊實》

（11）增乳、催乳（乳腺分泌不足，乳汁減少）：a.生番木瓜片和鯇魚炖湯，湯色如乳白色，味亦甘美，產婦飲後，乳汁大增。《甘・藥材誌（三）》b.鮮木瓜半斤，豬蹄1個，熬湯服。c.鮮番木瓜、韭菜各適量，煮服。《中草藥匯編》

（12）治瘡癬、潰瘍、皮膚炎、癬疾：取木瓜汁擦患部。（台灣）

（13）潤膚、美容：常食木瓜能清血血熱，含豐富維生素C，能預防敗血症，肌膚潤滑，爲民間美容食品。《甘・藥植誌（三）》

（14）炖肉類易爛：生青木瓜數片和肉類同炖易熟爛。（民間）

（15）治疣、雞眼、皮膚濕疹、牛皮癬：番木瓜乳汁1公克，硼砂0.6公克，水16毫升，調配爲藥水，擦患部。（菲律賓）

（16）治潰瘍、癰腫：番木瓜葉搗碎敷。《中國樹木分類學》

本文原載於台中市藥用植物研究會會刊 第14卷春季刊

肺系之生理、病理治療

文／徐謹文

醫療的綜合概論

咳嗽爲肺系疾患的主要症候之一，因肺位於胸中，上連氣道，開竅於鼻，合稱肺系。肺在體爲皮毛，其經脈下絡大腸，互爲表裡，肺主氣屬衛，爲宗氣出入之所。司呼吸，爲氣機出入升降之樞，助心主制節，合皮毛而煦澤肌膚，故說肺者，相傳之官，制節出焉。

肺主氣，所以肺之病理表現，主要是氣機出入升降之失常，又因肺爲嬌臟，不耐寒熱，又爲呼吸之孔道，所以外感及肺勞之病，常先犯肺，因肺貫百脈而通他臟，故他臟有病，常累及於肺，本症的出現有外邪侵襲，肺衛受感，肺氣不得宣暢，如脾虛生濕聚痰上犯於肺，或肺氣鬱滯而化火，氣火上乘於肺就能出現咳嗽。

所謂「脾爲生痰之源，肺爲貯痰之器。」，又如腎氣虛弱，既可影響津液之輸化，也能影響肺氣之升降，當氣化功能失常，則水氣不能循常道而漬溢爲患，上逆犯肺，而爲咳嗽，這就是腎病及肺之緣故。再如肝氣鬱滯，日久化火以致木火上炎，火煉津液爲痰，阻礙肺氣肅降，亦能發生咳嗽。

不過，外感咳嗽病起於肺，而內因咳嗽則由他臟之病累及於肺。所以外感之咳，其來自肺，故必由肺以及他臟，此肺爲本而他臟爲標，如內因咳嗽，先傷他臟，故必由他臟以及肺，此他臟爲本肺爲標也。因此，辨證首當鑒別外感或內因，及其見症的屬虛，屬實，大抵初病的咳嗽或兼有寒熱，頭痛等表症，多屬外感，平素體弱，時常咳嗽而無寒熱頭痛等外感兼症，多係內因而起，在治療方面，外感實症，當以宣肺散邪爲主。若因肝火，濕痰等症，實而體虛的，當以清肺化痰爲主，肺清痰去則咳止矣。

綜上所述，不論外感或內因之咳嗽，均係肺系受病而發生的。現將我多年來治咳症之簡便草藥、自療驗方，及辨證施治，論述以下，但本論限於外感及痰熱濕犯肺、肝火犯肺等，一般以咳嗽為主之病症，至於其他病症兼見的咳嗽，不在本論討論之列。

（一）外感風寒咳嗽：

1.症狀：起初咳嗽稀，鼻塞流涕，或兼頭痛，寒熱無汗等表現，舌苔薄白，脈浮。

2.病因分析：咳痰稀薄，鼻塞流涕，為風寒犯肺鬱於氣道，故肺氣不能宣暢所致而頭痛，寒熱無汗，為風寒傷皮毛，外束膚腠，寒主閉塞之故而咳嗽。

3.治法：以疏風、散寒、宣肺為主。

4.藥方：a.山蔚藤、蘭香草各6錢，蘇葉、桔梗各3錢，牡荊實2錢，水煎服。

b.假蔞葉1兩，豬血4兩，水燉服。

（二） 風熱咳嗽：

1.症狀：咳痰黃稠，咳而不爽，口渴咽痛，身熱或見頭痛，若惡風則有汗等表症，舌苔薄黃，脈浮數。

2.病因分析：咳痰稠黃，咳而不爽，由於風熱犯肺，肺失清肅，熱熬津液為痰，口渴咽痛，為肺熱耗津，斜克皮毛，故兼頭痛，惡風身熱等表症，又風熱主疏泄，故有汗，舌苔薄黃，脈浮數，為風熱在肺在表之象。

3.治法：疏風、清寒、宣肺。

4.藥方：a.山芝麻、水楊梅根、火炭母各5錢，兩面針、枇杷葉、天香爐各3錢，水煎服。

b.東風橘根、無患子根各1兩，紅絲線5錢，市渣葉

3錢，水煎服。

（三）燥熱咳嗽：

1. 症狀：乾咳無痰，唾如線粉不易咯出，咳甚則胸痛，或有形寒，身熱等表症，舌尖紅，苔薄黃，脈小而數。

2.病因分析：風燥傷肺，津液被爍，故喉癢乾咳而無痰，鼻燥咽乾，均爲燥乾之象，頻頻作咳甚則胸痛，由於燥熱傷肺，肺氣不到所致，初起或見表症，乃屬風邪外客，衛氣不和，舌尖紅，苔薄黃，脈小而數，均屬燥熱之症。

3.治法：直清肺潤燥爲主。

4.藥方：a.焯菜1兩、崗梅根5錢，欖核蓮、麥門冬、白茅根、金銀花各3錢，水煎服。

b.無患子3顆，山澤蘭根1兩，桑葉、枇杷葉各3錢，山橘根5兩，水煎服。

（四）痰濕犯肺咳嗽：

1. 症狀：咳嗽痰多，痰白而黏，胸脘作悶，舌苔白膩，脈濡滑。

2.病因分析：痰濕從脾胃滋生，上漬於肺，故咳嗽痰多咯痰白，胸脘作悶，舌苔白膩，脈氣濡滑，均爲濕痰內停而氣失宣展所致。

3.治法：直健脾燥濕化痰。

4.藥方：a.秤桿升麻6錢，雞香藤5錢，九層塔、洋芫茜、柚皮各3錢，蘇子2錢，水煎服。

b.佛手柑、薑半夏各2錢，砂糖適量，水煎服。

（五）肝火犯肺咳嗽：

1. 症狀：氣逆作咳，面紅喉乾，咳時引脅作痛，舌苔薄黃少津，脈象弦數。

2.病因分析：肝火上升，肺失清肅，自覺氣逆於喉，即作陣咳，咳則火升面紅，喉間乾燥，似有痰梗於喉，不易咳出，此由肝氣鬱而化火，氣火逆乘於肺，金虛不能制木，乃成肝火犯肺之咳，脅爲肝之分野，咳則肝氣不和而引痛，舌爲苔黃沙津，脈象弦數，爲肺熱津虧而肝旺之象。

3.治法：直清肺，平肝、降火。

4.藥方：a.鉤藤5錢，側柏葉4錢，山梔子、寶鐸草、枇杷葉、墨旱蓮、龍脷葉、千日紅花各3錢，水煎服。

b.桑白皮、枸杞根各5錢，瓜蔞根3錢，甘草2錢，水煎服。

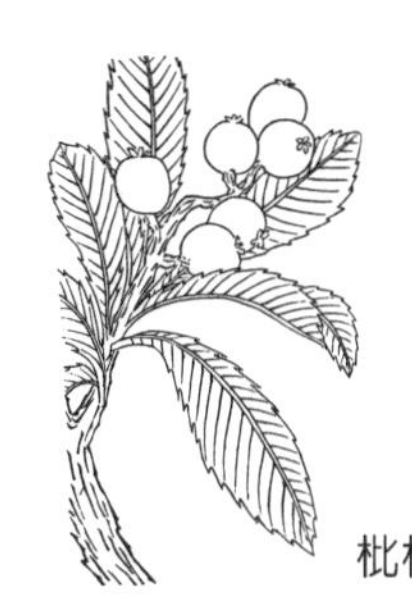
枇杷

以上使用之分量，尙須根據患者的體質強弱，病情輕重，年齡大小等具體情況，斟酌靈活運用。咳嗽證，表裏寒熱虛實，七情勞傷俱致之，最爲虛損大關頭，然泛而求之，條緒紛繁連編累牘，不能盡也，切而求之，可以不煩而喻。若有不周之處，謹祈各位先進不吝指教，是幸。

本文原載於台中市藥用植物研究會會刊 第14卷冬季刊

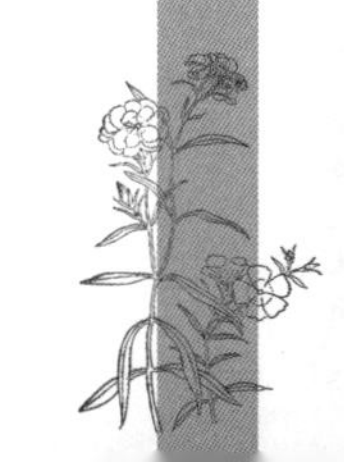

風濕類疾病

文 / 邱年永

風濕類疾病爲多發性疾病，常見而發病率很高，且纏綿難以治癒。很多人以爲〝關節炎〞就是風濕病，但〝關節炎〞是許多病因引起多疾病的總稱，並不是指一種〝病症〞而已。概指累積於人體〝關節發炎性疾病〞。有時人因氣候變化或陰雨天會引起〝關節痛〞，而後又復緩解而病症消失，在關節沒有發炎現象，所以也不能稱關節炎，經各種檢查無異常病變，因此一般常把關節痛或發炎痛與風濕痛混淆，主要是〝關節炎〞和〝風濕病〞都不是單純一種病因所產生，而均爲多種相類疾病的統稱，即稱〝風濕類疾病〞以概括兩者的範疇。

依照現代醫學對於風濕病的辨別，有約100餘種相類疾病，統其名爲風濕性疾病或風濕類疾病。凡罹患人體肌肉、骨骼系統，產生肌肉、肌腱、關節、韌帶、滑囊等部位的疼痛、麻痺疾病，不論其發病因素爲何，都屬於風濕病範圍，若通稱風濕病、關節炎或類風濕病等均尚無法蓋全，必須認知這一類的疾病範圍很廣而極爲複雜性。就其所致病病因，依中醫學傳統觀念指爲受到風、寒、熱、濕等環境因素所致，依現代醫學檢定包括感染性因素引起的風濕性關節炎、化膿性關節炎。代謝因素引起的痛風、假痛風。內分泌性因素引起的甲狀旁腺機能亢進。退化變性因素引起的骨性關節炎。還有遺傳性、地方性因素引起的這一類疾病。從病變產生風濕類疾病，以局部性引起的創傷心生關節炎、腱鞘炎、肩周炎。又產生於關節疼痛等局部性病症引爲全身性疾病等，有類風濕性關節炎、強直性脊柱炎、痛風、血友病、系統性紅斑性狼瘡。尙有風濕類疾病由原發於肌肉骨骼系統者，有骨性關節炎，復由繼發於非肌肉骨骼系統疾病者，有糖尿病。此等都能罹患骨、關節、肌肉及其他附屬組織：如腱鞘、滑囊、筋膜等。

中醫學對於風濕類疾病，則屬於〝痺症〞的範疇，認為〝痺症〞是因感受風、寒、濕、熱的邪氣，引起氣血滯阻不通，筋脈關節失於濡養（即營養），而出現體肢關節疼痛、酸楚、痲木、重著及活動障礙等症狀的多元病症。在我國最古的醫學經典，《素問・痺論》中記載：「風、寒、濕三氣雜至，合而為痺。」謂痺者，各以其時重感於風、寒、濕之氣也。其氣浸入肌膚，經絡，則津液為之不清，或變痰飲，或成淤血，閉塞隧道，故作痛走注，或痲木不仁（《醫學心錄・痺症》）。可見我國在二千多年伊始，自以後歷代醫家不斷闡明、補述，對於風濕類疾病的概念、病因、病機、症狀及辨證，早已建立系統和相當完整的論述。從風濕的分型《素問》說：「風氣勝者為行痺。寒氣勝者痛痺。濕氣勝者為著痺也。」又「以冬遇此者為骨痺。以春遇此者為筋痺。以夏遇此者為脈痺。以至陰市此為肌痺，以秋遇此為皮痺等」。關於風濕病症狀《諸病源候論》說：「風濕痺病之狀，或皮膚頑厚，或肌肉酸痛。」又《醫林改錯》說：「凡肩痛、臂痛、腰痛、腿痛或周身痛，總名曰痺症。」進而有關風濕類疾病的治療，見《醫宗必讀》說：「治行痺者，散風為主，御寒利濕，仍不可廢，大抵參以補血之劑，蓋治風先治血，血行風自滅也。治痛痺者，散寒為主，疏風燥濕，仍不可缺，大抵參以補火之劑，非大辛大溫，不能釋其凝寒之害也。治著痺者，利濕為主，祛風散寒，亦不可缺，大抵參以甫脾補氣之劑，蓋土強可以勝濕，而氣足自無頑痺也。」惟近代臨床應用，則按痺症新久、虛實、輕重等，以及分實痺即行痺、痛痺、著痺、熱痺、頑痺等，虛痺即氣虛痺、血虛痺、陽虛痺、陰虛痺等，作為辨證論治的分型治療。

根據現代醫學大約分10大類：（1）瀰漫性結締組織病。（2）脊柱炎相關的關節炎。（3）骨性關節炎。（4）因感染引起的相關風濕病。（5）代謝和內分泌伴發的風濕病。（6）神經病變疾病。（7）骨與軟骨病變疾病。（8）非關節風濕病。（9）腫瘤併發性疾病。（10）其他外傷引發病等。各類包括若干種相關疾病，則總計100餘種之多。然而引起風濕類疾病的發病因素，蓋由（1）生活環境因素。（2）免疫功能紊亂。（3）細菌或病毒感染。（4）機能退化病變。（5）創傷或勞傷。（6）代謝障礙。（7）遺傳因素。以上所列舉的7種因素，祇是概略性相關風痺濕類疾病常見因素，此外尚有病因不明或由多種因素綜合引起者。

茲將常見重要風濕類疾病的現代醫學和中醫辨證、分型治療如次：

一、 風濕性關節炎

風濕性關節炎是與溶血性鏈球菌感染有關人體免疫性疾病，即中醫所謂風濕熱爲主引起的症狀。產生關節發炎的疾病爲主，故名風濕性關節炎。中醫辨證分型治療：

1.濕熱型：發病急遽，關節疼痛，局部灼熱，紅腫熱痛，遇冷痛緩。治宜清熱利濕，消腫止痛。適用木防己湯加減。

2.風寒濕型：肢體關節疼痛，屈伸不如，痛無定處，或固定，疼痛劇烈，遇寒加劇，得熱減緩，關節腫脹，麻痺不仁。治宜祛風散寒，利濕通絡。適用蠲痺湯加減。

3.痰濕瘀血型：病程線長，關節抽痙痛，手足筋脈拘急，肢麻或痛劇，行動不利。治宜益氣活血，利濕通絡。適用桃紅四物湯、二陳湯、陽和湯等加減。

二、類風濕性關節炎

類風濕性關節炎爲一種慢性，消耗性，反覆發作，以關節症狀爲主的自身免疫性疾病。女性發病率較高，多發於手、腕、膝、足等關節。初期症劇時局部呈紅、腫、熱、痛、發炎。慢性晚期則顯現強直、畸形、肌萎縮、骨腐蝕等重危症。中醫辨證分型治療：

1.寒熱型：手足大小關節腫脹疼痛，局部遇冷則痛加劇，得溫則舒緩，形寒肢冷。治宜溫陽散寒，通絡止痛。適用烏頭湯、陽和湯等加減。

2.熱型症：關節局部腫脹熱痛或發紅灼熱，疼痛不可觸近，得涼則舒緩，常伴有發熱。治宜清熱解毒，宣通經絡。適用白虎加桂枝湯。

3.寒熱錯雜型：關節局部腫痛，自覺發熱而觸之無熱，伴有全身惡風寒者。治宜寒熱兼備，蠲痺止痛。適用桂枝芍藥知母湯加減、益腎蠲痺湯加減。

三、風濕寒性關節痛

風濕性關節炎是一種關節疼痛爲主的疾病，多與風濕寒邪侵襲引起病變有關，在中醫學屬於〝痺症〞的範圍。但依現代醫學指出本病因尚不明了。主要出現於關節、肌肉疼痛、酸痲、沈重，屈伸不利等症狀。惟無紅、腫、熱、炎等症狀。此包括風濕痛、良性關節炎、風濕性關節炎、氣象台病等病症稱之。故統稱風濕寒性關節痛。中醫辨證分型治療。在本病臨床表現症分爲：

1. 風重型：感受風邪爲主。主全身各關節、肌肉遊走酸痛。遇颱風病情加重，疼痛位置不定。

2.寒重型：感受寒邪爲主。主肌肉、皮膚發汗惡寒。疼痛固定，痙攣拘急。遇冷病情加重，得熱則緩和。

3. 濕重型：感受濕邪爲主。主患部酸楚、痲木不仁，肢體沈重，屈伸不利。遇陰雨或觸冷則病情加重。

4.風濕型：由風濕二邪雙重侵犯人體爲主。主肌肉關節遊走穿痛及沈重感。遇颱風下雨則病情加劇。

5.寒濕型：爲寒濕二邪雙重侵犯人體爲主。患部發涼或出冷汗，固定性劇痛，沈重發麻，活動困難或癱瘓。遇冷或陰雨天，病情加重。

本病主爲風濕寒性關節痛，是由於感受風濕寒邪侵犯機體所引起，其治療是以徹底驅除人體內風寒邪氣爲原則。初發輕症即祛風濕寒邪爲主。病久重症則宜祛風散寒，利濕通絡兼用，進而扶正祛邪，爲去邪氣而不傷正氣的原則。大陸王兆銘醫師研發經驗方：桂枝、白朮、黃芩各15克，炮附子、秦艽各20克，茯苓、威靈仙、桑枝、生薏米各30克，紅花10克，木香6克，水煎服。風重者，加清風藤30克。濕重者，加防己15克。寒重者，加乾薑6克，附子加重至24克。氣血虛者，加當歸15克、黃耆20克、杭芍15克、黨參15克。

四、肩關節周圍炎

肩關節周圍炎是爲肩關節及其周圍軟組織退行性病變所引起的肌肉、肌腱、滑囊、關節囊等泛慢性發炎反應症狀。主要出現肩部疼痛和肩關節活動障礙。多發生於中老年人常見多發病。簡稱肩周炎。其致病因素可能（1）老年性退化病變（2）外感風濕寒邪（3）肩部活動減少。

本病治則宜活血化瘀 ，祛風通絡。方用：桂枝15克，羌活、獨活、秦艽、川芎、赤芍、當歸尾、元胡、絲瓜絡各12克，甘草10克，水煎服，每日一劑。寒勝加細辛；濕勝加苡仁。治療過程中尚可選用白芍、茯苓、白朮、紅花、雞血藤等藥物加減調配。

五、骨性關節炎

骨關節炎病，是一種常見慢性關節炎，主要病理病變因關節軟骨退行性改變與關節軟骨周邊骨質增生，骨刺形成，而引起關節疼痛，腫脹僵硬，畸形病變，功能障礙。在一般醫學認爲本病是因關節軟骨退行性病變和骨刺形成所引起的慢性關節炎。且病名繁雜不一，稱增生性關節炎、肥大性關節炎、退行性關節炎、骨性關節炎、骨刺病等。

本病治則宜舒筋活血，活血止痛，補腎強骨。方用舒筋活血湯加減。

六、強直性脊柱炎

強直性脊柱炎一般初發病時先罹患骼關節炎，主要發作於脊柱，漸導致脊柱性強直，故名。並常遷延及中軸骨骼、四肢大關節，以致椎間盤纖維環與附近結締組織纖維化、骨化，關節強直等病變，成爲慢性發炎性疾病。近年來發現本病完全不同於類風濕性關節炎，而成爲一種獨立病名的疾病。

本病治則宜祛風散寒，利濕通絡，活血化，解毒消腫，補腎健骨。方用：桑枝、寄生、川續斷、雞血藤、枸杞、茯苓、威靈仙各30克，連翹、狗脊、丹參各20克，菟絲子、白朮、黃芩、赤芍各15克，附子5-20克，桂枝10克，木香6克（王兆銘方）。每劑兩劑，每煎一小時，早、晚分服。

七、腰椎間盤突出症

椎間盤爲相鄰兩椎體的骨連結結構，此結構由纖維環、髓核與上、下軟骨板所構成。不論任何原因而引起腰椎間盤退行性病變或纖維環破裂，導致髓核突出部位和破裂纖維環壓迫腰神經根或馬神經，都能造成腰椎間盤突出症。產生腰腿疼痛、壓痛或放射痛、腰椎姿勢異常、下肢皮膚感覺、肌力及反射病變、腰椎姿勢異常、腰椎活動受限等症。

本病治則宜溫經通絡，活血化瘀，通絡止痛。方用：獨活、桂枝、當歸、木瓜、川牛膝各15克，羌活、荊芥、白芍、絲瓜絡各12克，甘草10克，三七末3克，水煎服，每日一劑。若實熱內結，血瘀阻絡者，用當歸尾、赤芍、生大黃各15克，元胡、川芎、絲瓜絡各12克，枳實、甘草各10克，紅花6克，三七末3克。

八、頸椎病

頸椎病爲一種緩慢進行的退行性疾病，本病多發生於中、老人中。其病由於頸椎間盤變性或突出，頸椎間隙變窄，關節囊鬆弛，平衡失調及進行性骨贅形成，導致刺激或壓迫鄰近的頸脊神經根、頸脊髓、椎動脈、脊前動脈、頸交感神經等組織綜合產生所出現一種症狀複雜，形成綜症候群，故又名頸椎綜合症或稱項椎增生性關節炎頸椎病。本病治則宜：（1）祛風散寒，調和營衛，方用：葛根湯。（2）溫經散寒，通絡止痛。方用：陽和湯。（3）補肝腎，益氣血，祛風濕，止痺痛。方用：獨活寄生湯。

九、髕骨軟化症

髕骨軟化症，蓋由多種原因引起髕骨軟骨退行性病變。本病按現代病理學分爲表層性退化病變和基底性退化病變二病型。本病在中醫學認爲由內因肝腎虛損，正氣不足。外因過勞傷損，風寒濕邪滯留關節所致引起的病症。治則宜祛風除濕，宣痺通絡。方用：寄生、牛膝、生薏仁各30克，木瓜、秦艽各20克，獨活、防風、防己、熟地、殭蠶、天麻、地龍各20克等藥隨症加減，每劑二煎早晚分服。

風濕類疾病，不論是素因、病因或不明原因，其發病結果極爲繁雜紊亂，檢查和辨證亦十分困難，病情時好時惡，治療常不得預期結果，遷延變症更加難治癒，除上述中醫傳統辨證分型治療以外，可能尙須其他補助治療如（1）化學治療（2）物理治療（3）牽引治療（4）按摩治療（5）局部封閉治療（6）針灸治療（7）中藥薰蒸治療（8）熱敷治療（9）藥浴治療（10）氣功治療（11）推拿治療（12）體育或復健治療等方法，以達到治療風濕類疾病最善的處理。

本文原載於台中市藥用植物研究會會刊 第15卷冬季刊

消化系統民間藥療法

文 / 欉新寬

消化系統包括十二指腸、胃、小腸、大腸、肛門等。其症狀有發炎、潰瘍、腫瘤消化不良等。今天我們來談急慢性發炎及潰瘍所發生之症狀與治療驗方。

急性胃、腸發炎

一、 病因及症狀：

本病多因暴飲暴食，吃了不潔食物所引起，特別是吃了腐敗的肉類魚蝦等食物最容易得本病。其主要症狀是劇烈嘔吐和腹瀉（食物中毒）。開始發生時是吐不消化食物，以後就吐又酸又苦的液體，瀉水樣大便，常帶泡沫，有腐敗臭氣，肚子陣痛，頭暈痛，發熱，口乾舌燥，尿少而黃，脈數，舌苔黃厚。

二、 治療原則：

清熱化濕，消食導滯。

三、 處方：

1.火炭母草、大青葉、鴨跖草、番石榴葉，水煎服。

2.咸豐草、白刺莧、忍冬藤，水煎服。

3.崗稔根、山肉桂、忍冬藤、十大功勞、穿心蓮，共研細粉。

慢性胃、腸發炎

一、 病因及症狀：

本病多由急性胃腸炎轉變而來。飲食不潔，過冷過熱，長期吃刺激性食物亦烈誘發，主要症狀有心窩部隱痛，食後胃腸部不適，食慾不振，消化不好，噯氣呑酸，噁心，甚至嘔吐，偏熱的手足不冷，口乾，大便乾。面紅，善冷食，喜冷涼物，舌苔黃厚，脈弦，偏寒的手足冷，口不渴，大便稀，面蒼白，善吃熱的飲食，舌苔薄白，脈多沉，氣痛的如有氣上沖，痛如針刺，腸胃脹滿，屁多，吐酸水，胃腸部有灼熱感。

二、 治療原則：

偏熱的清熱止痛，偏寒的溫中補陽，氣痛的行爲止痛，胃酸缺乏的滋陰益胃，胃酸過高的疏肝理脾。

三、 處方：

1.寒症：金不換、曼陀羅、香附、柳丁皮、蓽茇，水煎。

2.熱症：兩面針、十大功勞、水田七、穿心蓮，水煎。

3.虛症：良薑、山蒟根、兩面針、十八症、蒼朮、砂仁、元胡、仙楂、木香、烏藥、茯香、厚朴，共研細末、溫開水沖服。

4.實症：三椏苦、火炭母、九里香、兩面針、穿心蓮、虎杖、土大黃，水煎服。

5.一般胃炎：救必應、黑老虎、白芨、石菖、十大功勞、山青、雞屎藤、香附，共研細末溫水沖服，一日二次，飯後服。

6.胃酸缺乏：石仙桃、牡荊、麥冬、糯米根、石斛、油甘子、十大功勞、柳丁皮，共研細末溫水沖服。

7.胃酸偏高：清華桂、黃連、茯苓、樟根，共研細末溫水沖服。

本文原載於台中市藥用植物研究會會刊 第15卷秋季刊

烏髭生髮－旱蓮草

文／黃美紅

旱蓮草原名鱧腸，又名金陵草，爲菊科一年生草本植物，多生於道旁畦間，溪邊或陰濕的地方。莖呈圓柱形，有縱棱，表面綠棕色，有白色短毛，節間葉對生。葉常皺縮或破碎，棕綠色，亦生有白色短毛。莖頂秋天開花，果小黃黑色，橢圓形而扁，莖葉折斷有汁流出，或揉搓須臾變成黑色。以色墨綠、莖長、葉大爲佳。主產於江西、江蘇、浙江、廣東等地，及其他各省均有生產。夏秋割取全草、曬乾或陰乾，切段即成。

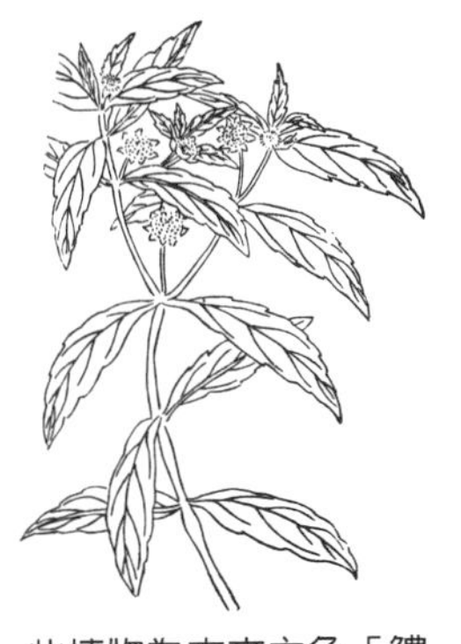

此植物為本文主角「鱧腸」，又名旱蓮草。

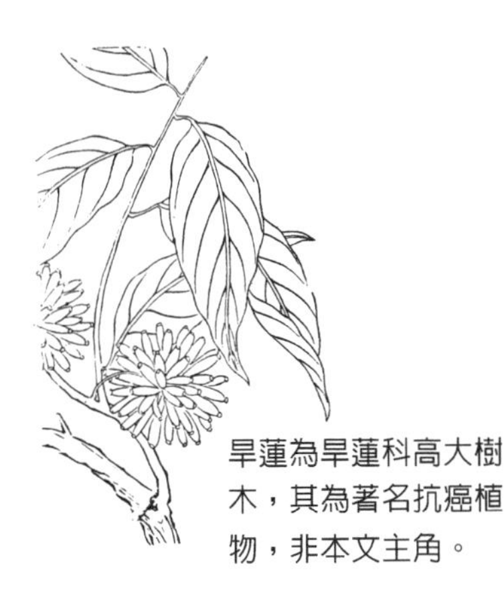

旱蓮為旱蓮科高大樹木，其為著名抗癌植物，非本文主角。

旱蓮草有兩種，形體略有殊異，但兩種摘其苗，皆有汁出，須臾而黑，故多做髭髮之用。旱蓮草氣微香，味淡微鹹，甘酸而寒，入腎肝二經的血分，兼入胃和大小腸經。功效益腎陰、生髮、涼血、止血。主治滋腎補腦、烏髭黑髮、固齒、益血、涼血、通小腸、偏正頭痛、目疾、翳膜、風牙疼痛、血痢、尿血、腸風臟毒、痣漏、疔瘡腫毒、一切瘡疾、止血、排膿、跌傷刀傷出血、白喉、淋濁、帶下、陰部濕癢等證。用法與用量：內服3錢至1兩，或熬膏、搗之入丸、散。外用搗敷、研末撒，或搗絨塞鼻。禁忌脾腎虛寒勿服，服宜加入薑汁或加溫補脾腎並用。

治療白喉，旱蓮草2至4兩搗爛，加少許鹽，用開水沖去渣服，服後吐涎末。或取鮮旱蓮草根、莖、葉，用涼開水洗淨，搗碎絞汁，加等量蜂蜜，小兒每日服四次，每次服35毫升。見證早服，其效可達百分之百，遲則兼有他證亦兼用他法治療。治療痢疾：旱蓮草4兩，糖1兩，水間溫服。通常服一次即見效，繼服三、四劑多可痊癒，無副作用。治白濁：旱蓮草5兩，車前子3錢，銀花5錢，土茯苓5錢，水煎服。治婦女陰道癢：旱蓮草4兩，煎水服。另加鉤藤根少許，共煎汁，再加白礬少許洗。取旱蓮草搓爛擦抹手足下水部位，擦至皮膚稍見黑色，略待乾後，即可下水中工作。每天工作前後各擦一次，可預防糜爛。皮表已有糜爛亦可使用，其效頗佳。

旱蓮草入肝腎經，故滋肝補腎力強，烏髭生髮力大。冬至日取冬青子，蜜酒拌蒸，過一夜袋裝擦去皮，曬乾爲末。夏至日取旱蓮草，搗汁熬膏和煎藥爲丸，臨臥酒服，大益肝腎。因是將旱蓮草錘搗擦落髮能再生。有加用芝麻稈、柳樹枝、桑白皮、蘆薈等煎湯洗，益使髮生。今浙江省藥清縣趙章光醫師，依上述製方基礎，研究製成〝毛髮再生精〞，專治落髮和禿髮再生，並於民國76年（1987）在比利時希魯塞爾第36屆尤里卡世發明展覽會上獲個人發明〝一等騎士勳章〞，及民國74年4月又在瑞士日內瓦的發明和新技術展覽會上榮獲〝金牌獎〞和1988年奧斯卡發明獎，獲頒〝奧斯卡獎盃〞。現在該藥頗爲風行，爲中國醫藥爭得極大的榮譽。鄭州中醫學院以嵩山藥石製有毛髮再生精，用葫蘆型瓶盛裝，台灣亦製有生髮液，均行銷於國外。

本文原載於台中市藥用植物研究會會刊 第13卷秋季刊

破傷風危害論治法

文／陳金塗

夫破傷風者，有因卒暴傷損，風襲之間，傳播經絡致使寒熱發作，身體反張口噤不開，甚者邪氣入藏，有因諸瘡不瘥，榮衛處弱，肌肉不生，瘡眼不合，風邪亦能外入於瘡爲破傷風之候。有諸瘡不瘥，舉世皆言蘄艾爲上，是謂熱瘡，而不知火熱客毒逐經諸便不可勝數，微則發熱，甚而生風搐，或角弓反張，口噤目斜。亦有破傷風不灸而病者，因瘡痂口閉塞，氣壅於陽，故熱易爲鬱結，熱甚則生風也，此疾與中風同論，故不另立條目。此河間論，病同傷寒症治，通於表裏，分別陰陽，有在表，在裏，半表半裏者，在表宜汗，在裏宜下，在表裏之間，宜和解，不可過其治也。故脈浮而無力者太陽也，脈長而有力陽明也，脈浮而弦小者少陽也。若明此三法而施治不中者，難矣，但中風之人尚可淹延歲月，而破傷風雖在表隨即轉裏，大致不救，大抵內氣虛弱而有鬱熱者得之。若內氣壯實而無鬱熱者雖傷而無害也。

論治破傷風，邪初在表

用羌活防風湯：羌活1錢、防風1錢、藁本1錢、川芎1錢、白芍1錢、當歸1錢、地榆1錢、細辛1錢、甘草1錢，水煎熱服。急服此藥以解之，稍遲則邪入於裏。

論治破傷風，邪在半表半裏

用和解湯：羌活5分、防風5分、菊花5分、麻黃5分、石羔5分、前胡5分、黃芩5分、細辛5分、枳殼5分、茯苓5分、蔓荊5分、甘草5分、卜荷1.5錢、白芷1.5錢，水煎熱服。急服此湯，稍緩邪入於裏不可用矣

論治破傷風，邪傳入裏

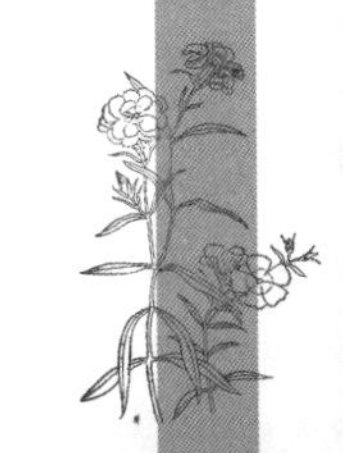

舌強口噤，項背反張惕搐痰涎壅盛胸腹滿悶，便閉赤時或汗出，脈洪數而弦，用通裏湯：川芎2錢、羌活2錢、黃芩2錢、大黃2錢，水煎溫服，臟腑通和為貴。

內經論春天養生方法

春三月，此謂發陳，天地俱生，萬物以榮，夜臥早起，廣步于庭，被髮緩形，以使志生。生而勿殺，予而勿奪，賞而勿罰，此春氣之應養生之道也。逆之則傷肝。夏為寒變，奉長者少。

本文原載於台中市藥用植物研究會會刊 第13卷秋季刊

養生談

春季養生-春季人體新陳代謝開始旺盛，飲食宜選辛甘溫之品，忌酸澀，宜清淡可口，忌油膩生冷之物，也不主張服用補藥及過多補品。

傳染性肝炎

文／伍照耀

傳染性肝炎，是肝炎病毒所引起的消化道傳染病，故亦稱病毒性肝炎。

肝炎病毒在於病人的血液和糞便之中，並通過被污染的水源、食物、用具等再傳染給別人。

本病多爲零散發病，偶而有集體的小流行。傳染性肝炎的潛伏期一般是二週至六週，傳染期是四十二天。

本病根據有無黃疸指證，分爲黃疸和無黃疸兩型。且病程有長短，發病有緩急，故又分爲急性和慢性兩類。

一、急性肝炎

（一）急性黃疸型肝炎：發病較急，初起發冷發熱，週身無力，類似感冒。繼而食慾不振，厭食油膩，噁心、嘔吐，腹部脹滿，肝臟腫大，肝區痛，鞏膜及皮膚黃染，小便爲濃茶樣，有的大便呈灰白色，肝功能檢查明顯損害，尿三疸化驗呈陽性或強陽性，嚴重者可出現煩躁、譫妄、昏迷等症。

（二）急性無黃疸型肝炎，除見有上述體證之外，病情略輕，且無黃疸出現。

二、慢性肝炎

急性肝炎經治不癒，遷延至半年以上者，即有轉爲慢性肝炎的可能（但臨床也見有無明顯發作期之隱性發病者）。體證同前，唯病程較長，以無黃疸者最爲多見。

急、慢性肝炎，依據臨床主要症狀分別隸屬於中國醫學的「黃疸」、「溼熱」、「鬱症」、「脅痛」、「積聚」等。

病因原理

根據中國醫學，「正氣存內，邪不可干」，「邪之所湊，其氣必虛」的理論，造成傳染性肝炎的內在因素。是由於七情鬱怒傷及肝、膽。飲食勞倦，損及脾胃。外在因素是感受時邪濕濁內蘊，以致肝失條達，脾失健運，病邪乘虛而作。

在正常生理情況下，脾之運化，胃之受納，皆依賴肝膽疏泄條達的功能（中醫稱為，木能疏土）。木剋土。反之在病理情況下，肝失條達，氣滯血瘀則脅肋作痛，肝臟腫大，（中醫所說，癥瘕積聚的癥和積）；脾失健運則腹脹納呆；胃失和降則噁心嘔吐；濕濁內蘊則膽汁鬱結而發黃，以目黃，身黃，尿黃為特徵。

辨證施治

一、急性肝炎，雖有黃疸與無黃疸之分，然兩者均有食慾不振，噁心嘔吐，胸腹脹滿，疲乏無力等脾胃運化失調，濕邪留阻中焦的現象。故在治療原則大致相同。

臨床以濕熱者為多，寒濕型偶見，如伴有黃疸色鮮明如桔色者為陽黃（屬濕熱型），色黃晦漬如煙熏者為陰黃（屬寒濕）。

為便於根據主症，進一步辨別「濕重於熱」、「熱重於濕」或「濕熱並重」，以便臨床化裁，立法處方，故分別敘述濕和熱的特點。

濕：特點是神疲倦怠，腹脹納呆，噁心嘔吐，口不渴，大便溏，舌苔膩，脈弦滑。

熱：特點是心煩口渴，溲赤便秘，舌苔黃脈弦數。（註3）

濕勝，則便溏，熱勝，則便秘，濕熱交結則大便粘漬不爽且有熱臭之氣。我們根據以上認識，在治療急性肝炎時，常分為濕熱與寒濕兩型。

註3：濕，為口和（口不渴）；熱，為口渴；然濕熱交結則口渴而不欲飲。

（一） 濕熱型

主症：目黃，身黃如桔色，泛噁，納呆，脅痛，便秘或便溏，苔黃膩，脈弦數。

治則：清熱利濕

處方：茵陳30克、梔子9克、大黃9克、豬苓9克、茯苓9克、白朮9克、澤瀉9克。肝區鬱痛，加：川楝子9克、元胡9克，嘔逆加半夏9克、生薑3片，腹脹煩悶加枳實9克、厚朴9克、大腹皮9克。

附註：本方雖屬傳統方劑，但用治肝炎療效顯著，應用甚廣。方中茵陳爲清熱利濕退黃之主藥，用量宜重。敗醬草，板藍根，夏枯草，金銀花等爲臨床常用。至於大黃的使用服下則通便，同煎則清熱利膽，不應單純看作是攻下藥物。

（二）寒濕型

主症：面色晦暗，目睛及皮膚色黃而蒼，肢冷畏寒，大便溏薄，或帶有不消化食物，舌淡苔膩，脈沉弦。

治則：溫化寒濕

處方：茵陳朮附湯，茵陳30克、附子5克、乾薑5克、白朮9克、甘草5克（加減法同前）

二、慢性肝炎

依據肝炎的體癥，凡肝鬱氣滯，木失條達多伴有侮脾乘胃，脾胃升降失常的消化道症狀。單純的肝鬱氣滯常不多見。此外由於初病在經，久病在絡，治經不癒，當治其絡。故對病程已久，經用疏肝理氣之法效果不顯著，應考慮營氣痺窒，經脈瘀阻，氣滯血瘀之候。然新病多實，久病多虛，故又有脾胃虛弱和肝腎陰虧之症。總之，臨症當辨寒、熱、虛、實。

（一）肝腎不和

主症：脘腹脹滿，嘔逆納呆，脅肋鈍痛，舌紅苔膩，脈弦。

治則：疏肝和胃。

處方：柴胡疏肝散、合金鈴子散、白朮9克、川芎6克，柴胡6克、香附6克、陳皮9克、枳實9克、川楝子9克、元胡9克、甘草5克。

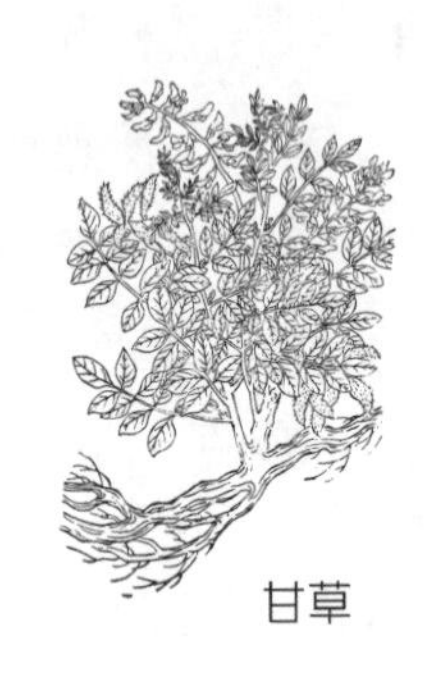
甘草

如脅肋灼熱而痛，兼見口苦咽乾，嘈雜吞酸，小便赤黃等肝鬱化火之症當予清熱疏肝健脾和胃，原方加左金丸，黃連9克、吳茱萸2克。

（二）氣滯血瘀

主症：脅肋刺痛，肝臟腫大，面色晦暗，脘腹脹滿，舌頭紅暗，或見瘀斑，脈弦濇。

治則：疏肝理氣，活血化瘀。

處方：新加旋覆花湯。旋覆花9克、茜草9克、當歸尾9克、丹參9克、澤蘭9克、赤芍9克、香附9克、白蔻6克、甘草5克。

附註：本方是在《今匱要略》旋覆花湯基礎上加減化裁組成，爲我們常用的經驗方。該方重點在於通肝經之絡脈，並佐以理氣健胃之品。臨症如運用得當，療效顯著。若血瘀刺痛不休者，可選用膈下逐瘀湯治之。方藥組成如下：當歸9克、川芎6克、赤芍9克、桃仁9克、紅花9克、五靈脂9克、元胡9克、枳殼9克、烏藥9克、香附6克、甘草5克。

（三）脾胃虛弱型

主症：脅肋隱痛，疲乏無力，面色恍白，食慾不振，腹脹便溏，舌淡苔白，脈沉弦無力。

治則：培土疏木。

處方：香砂六君子湯加味，黨參9克、茯苓9克、白朮9克、木香5克、砂仁5克、半夏9克、陳皮9克、吳茱萸3克、白芍9克、甘草5克。

註：參朮苓草，均具甘溫之性，有健運之功，補氣養心而益脾胃。脾胃者後天之本，氣旺則五臟受蔭，氣傷則百病叢生。脾胃虛弱宜培中土而制肝橫，佐以香砂以行脾氣，二陳化痰去濕，吳茱萸溫暖下元，芍藥斂陰制木，則氣機舒暢。肝癒一解，脾胃自強。

（四）肝腎陰虧型

主症：脅肋隱痛，低熱，腰酸，目眩，舌紅少苔，脈弦細。

治則：養陰柔肝。

處方：一貫煎生地15克、麥冬9克、沙參15克、枸杞子9克、川楝子9克、當歸9克。

註：此型多見於久病或過用疏散行氣之劑，以致傷陰分所致。肝腎陰虛，木少滋榮，導致經脈拘急，脅肋攻痛，氣積鬱滯，故見支撐脹滿。本方以蔘、麥、歸、地、杞滋養肝腎而緩肝急，乃柔能克剛之法，佐以川楝子舒肝調氣，爲治療肝腎陰虛之妙方。

急黃：類似現代醫學的急性和亞急性肝萎縮。鑑於該病發作急遽，病情危重，應中西醫結合搶救和治療。

主症：黃疸深重，高熱煩渴，神昏譫語，煩躁不寧，吐，便血，腹脹水腫，舌頭紅絳，舌黃燥，脈洪數。

治則：清熱涼血，利膽開竅。

處方：千金犀角散加味，犀角1.5克（或廣角9分）、黃連6克、升麻5克、山梔9克、茵陳30克、生地15克、元參15克、丹皮9克、菖蒲9克、鬱金9克、板藍根15克。

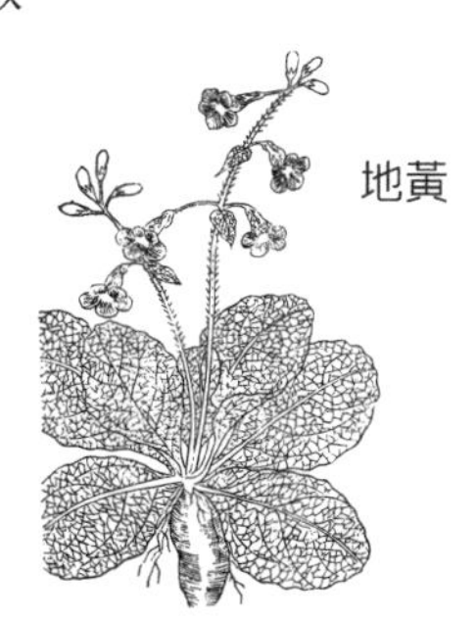
地黃

出血者加茅根30克、三七1.5克、（沖）仙鶴草15克、土大黃9克、腹水者加半邊蓮30克、益母草30克、車前草15克。神昏者加福安宮牛黃丸或至寶丹。

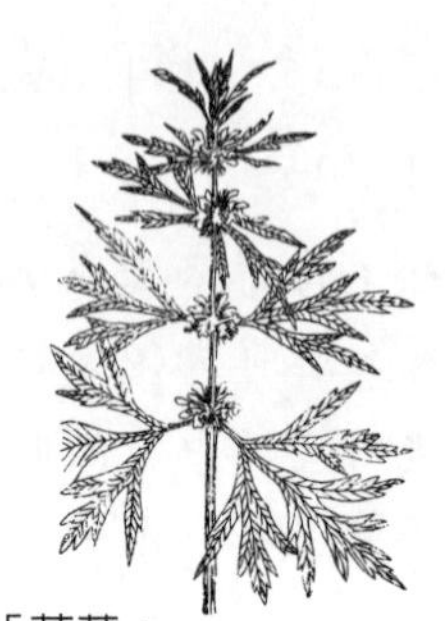
益母草又名「茺蔚」

本文原載於台中市藥用植物研究會會刊 第14卷秋季刊

養生談

B型肝炎帶原者注意事項：1.六個月後應再復查確定；2.不亂服成藥，減少肝臟負擔；3.避免過勞；4.避免與他人血液接觸；5.不可將嚼碎食物餵給孩子吃。

吃甘蔗好處多

文／林進文

甘蔗在醫藥文獻中最早記載於《名醫別錄》，它屬於禾本科(Gramineae)植物，學名爲(*Saccharum sinensis* Roxb.)，日常生活中我們所吃的甘蔗，是甘蔗植物的莖稈，其味甘，性寒。有解熱止渴、和中寬膈、生津潤燥、助脾健胃、利尿、滋養的功效，可用於口乾舌燥、津液不足、小便不利、大便秘結、反胃嘔吐、消化不良、發燒口渴等。甘蔗汁生飲尤適宜熱病傷津、心煩口渴、身熱尿赤、肺燥咳嗽的熱性病患。李時珍說：「蔗，脾之果也。其漿甘寒，能瀉火熱。煎煉成糖，則甘溫而助濕熱，所謂積溫成熱也。蔗漿消渴解酒，自古稱之」。即甘蔗汁煮熱則性轉溫，有益氣補脾、和中下氣、滋養保健功能，而甘蔗被稱爲「脾果」，乃因甘蔗汁入脾經，有助脾作用。

而營養成分分析，甘蔗可食部分含有碳水化合物、蛋白質、脂肪、鈣、磷、鐵等。甘蔗汁中含天門冬素、天門冬胺酸、丙胺酸、纈胺酸、絲胺酸、谷胺酸、蘋果酸、檸檬酸等。莖節中含維他命B6，莖頂含維他命B1、B2、B6。甘蔗渣中含有對於小鼠艾氏癌和腫瘤-180有抑制作用的多糖類。

俗諺說：「甘蔗煎糖則熱，水成湯則冷」。確實如此，多吃糖會使身體生熱，但當發燒喉痛時台灣民間習用黑砂糖、澱粉沖溫開水飲服，也很有效喔！但提醒您，生甘蔗甘寒，脾胃虛寒的人不宜使用，所以說，甘蔗雖稱爲脾之果，有益脾之功，但中醫理論認爲「脾惡濕」，所以濕寒的人吃甘蔗不僅無益反而有害。還有甘蔗若發霉、生酒味、酸化者不可食用，以免引起中毒。

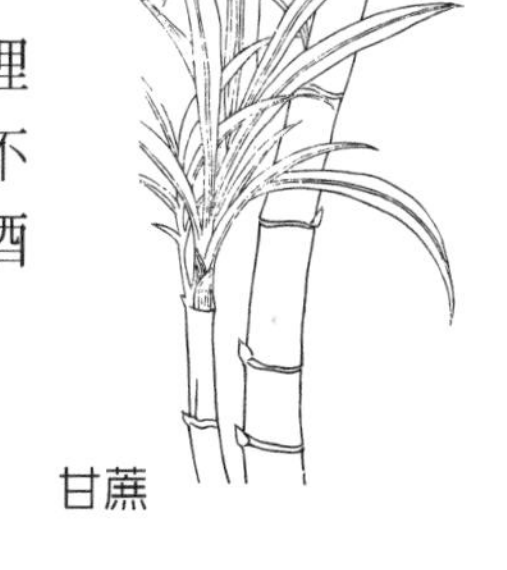

甘蔗

保健植物「檄樹」

文 / 廖隆德

1999～2000年間曾數度遠赴離島蘭嶼調查當地藥用植物資源，於椰油村初見此熱帶典型海岸植物—檄樹(*Morinda citrifolia* L.)，爲茜草科(Rubiaceae)物種，其屬名〝*Morinda*　（巴戟天屬）〞拉丁文意指產在印度像桑椹的果實，即闡明具聚合果特徵。種名〝*citrifolia*〞意爲像橘子的花。台灣植物文獻多以檄樹之名記載，由於此植物習生於海岸故一名海巴戟天，是否〝戟〞與〝檄〞字近音或訛音字而來，則有待考證。另有紅珠樹、水冬瓜、椿根、死貓頭....等別稱。

檄樹廣佈於亞洲、澳洲、海南島、南沙群島、台灣恆春半島、蘭嶼等海岸地區。爲長綠小喬木，小枝具四稜角，全株平滑。單葉，對生，具短柄；葉片長10～25 cm，寬5～12 cm，橢圓形或長橢圓形，葉基銳形，葉尖銳形，全緣；托葉膜質，擴橢圓形或半月形。頭狀花序，花軸單一，常與葉對生，長2～4 cm；花萼杯狀，邊緣截形；花冠白色，圓筒形，長約1.5 cm，先端5裂，喉部被毛；雄蕊5枚，著生喉部；柱頭2裂。聚合果，徑約4cm，球形、漿質、黃色。花期4～5月。

檄樹果實具有氣室其外觀似瘡疔般，能浮於水面藉以遠播繁衍後代，達悟族人將此植物視爲薪柴之禁忌，族人們認爲若以此具有瘡疔外貌果實之枝幹充爲柴火，恐易生皮膚病。

檄樹根味苦，性涼。有解熱、強壯、解毒之效，用治熱症、肺結核、赤痢。葉搗爛外敷創傷、潰瘍。果實可食，有減輕痛症、發炎、胃腸不適、血糖過高、高血壓、氣喘、咳嗽、肝腫脹、視力減退及腹瀉等症狀。樹皮含紅色色素，可作爲紅色染料用。

依化學分析其根及心材含去甲基虎刺醛(nordamnacathal)、巴戟天酮(morindone)、茜黃-1-甲醚(rubiadin-1-methyl ether)、茜素(alizarin)。尚含morindadiol、morindanigrin、soranjidiol、trihydroxyanthraquinone monomethyl ether及臘質等。

美國生化學者Ralph Heinicke博士，在1957年從人體細胞中發現一種新的生物鹼—xeronine，它是一種祇在腸內才會產生的蛋白酵素（protease），人體若缺乏此酵素即會產生各種病痛。然而在研究檄樹果實無意中發現內含豐富的proxeronase及proxeronine；此二種成分正為xeronine的前驅物質，故常飲用檄樹果針，在腸內吸收後轉化為xeronine，能維護身體胞正常運作，並阻止或減輕病痛發生，保持健康，且若疾病一互發生，則能迅速修補受傷的細胞組織，將代謝殘渣或毒素排出體外，恢復正常健康狀態。

Ralph Heinicke博士最初發現檄樹果實的主要有效成分，是由於他研究鳳梨中所含的酵素bromelain提供為醫藥開發用，而自bromilain是提煉最純的protease成分，研究結果發現protease並沒有任何藥理反應，祇不過是一種鎮定劑而已。而在他萃取過程所丟棄的一些物質中，卻才是眞正有用的成分，也就是檄樹果實中所含比鳳梨更豐富的proxeronine，這使他喜出意外。研究結果認為要製造xeronine產物，需要proxeronine、酵素及活力來源，polyether chain結合酵素等才會變成xeronine作用。人體缺乏xeronine時會導致許多疾病，舉如：癌症、衰老、高血壓、低血壓、關節炎、消化不良等。如果身體失調是因xeronine不足而起，前可補充proxeronine，可解決此問題。

檄樹果實或果汁，具有細胞活化再生，促進血液循環，增強免疫力，排除有毒物質，增加腸胃吸收能力，改善體質等藥理作用。適宜糖尿病、尿毒症、高血壓、膽固醇過高、痛風、關節炎、坐骨神經痛、骨刺、痛經、過敏性疾病、失眠、各種腫瘤、癌症等治療及保健。

據說玻里尼西亞人(Polynesians)以檄樹果實作爲傳統用藥迄2000餘年，效果卓越，而引發檄樹果汁開發成爲近代健康飲料之動機。由以上的敘述我們認爲檄樹在蘭嶼或沿海地區實爲值得大量栽植的藥用植物，而如何開發成完美的商品，有待於更深入的研究。

養生談

按摩保健訣：「腹宜常摩」指胃脘處及臍下小腹要經常揉摩，對胃脘疼、腹脹、便秘、消化不良、神經衰弱及某些婦科疾病，有一定防治作用。

紫雲膏之製作與應用

文 / 洪心容

紫雲膏爲外科聖藥之一，其爲古方「生肌玉紅膏」（由白芷5錢，甘草1兩2錢，當歸2兩，紫草2錢，血竭、輕粉各4錢，白蠟2兩，麻油1斤所組成）之簡化方，生肌玉紅膏原載於明朝陳實功所著《外科正宗》癰疽門（卷一）中，屬於腫瘍主治方。紫雲膏能潤膚、殺菌、消炎、止痛、促進傷口癒合等，應用相當廣泛，像蚊蟲咬傷、火燙傷、刀傷、擦傷、青春痘、尿布疹、痔瘡、褥瘡、富貴手（乾燥、脫皮型）、皮膚皸裂、皮膚苔蘚化等，皆可直接用其塗抹療傷，在醫藥資訊發達的今日，它更成爲平日家庭必備簡易藥品之一。而如此實用的藥膏，您或許可在中醫院所或藥局購得，但若您有興趣的話，也可以自行動手製造喔！以下的介紹可供您參考：

一、組成原料：當歸1兩、紫草2兩、麻油720毫升、黃蠟4兩、冰片4錢。

※說明：當歸能潤膚、活血止痛、改善循環、促進肉芽組織生成。紫草能殺菌、抑菌、消炎。麻油能潤膚、滋養。黃臘則當賦形劑。市售紫雲膏有的並無添加冰片，但筆者建議務必有冰片，因冰片有抗菌、鎮痛、清涼之效，在火燙傷或蚊蟲咬傷時，可迅速緩解疼痛。又紫雲膏各家製作的藥材比例不盡相同，上述用量比例，僅供參考。

二、準備器材：鍋子1個，溫度計1支，裝膏藥大瓶子1個、小瓶子數個，濾網，攪拌用的筷子。

※說明：當歸、紫草、冰片可至中藥局購買；溫度計1隻(可量至220℃)、黃蠟可購自化學材料行。

三、製作原理：

1、使用麻油萃取中藥的有效成份，然後加黃蠟賦形硬化成軟膏狀，冰片熔點低需至最後才放。

2、麻油也可以改用香油或橄欖油。麻油較好，但橄欖油螞蟻比較不喜歡沾惹，工業用橄欖油較便宜，食品級的橄欖油也可以。

3、黃蠟也可以改用白蠟或蜜蠟。蜜蠟是天然的，較好，如果沒有，則用白蠟或黃蠟皆可。黃蠟夏天用4兩、冬天改用3兩，以使藥膏之軟硬度適中。

4、上述藥材之購買，以貨眞價廉即可。

四、製作步驟：

1、將當歸和紫草切細。

2、麻油倒入乾淨無水的鍋子中，再放入切好的當歸、紫草，然後靜置一天以上（勿超過三天），鍋子用蓋子蓋好。

3、一天後開始動工，麻油鍋用文火加熱到130～140℃，這個溫度維持25分鐘（或將當歸煮到赤黃後），然後用濾網濾去藥渣，得到藥汁。藥汁自然降溫至80℃時，加入黃蠟，此時用筷子輕輕攪拌使黃蠟溶解。

4、溫度再降至60℃時，加入冰片，攪拌溶解，然後即可裝瓶靜置，完成。

五、保存方法：因無添加防腐劑，平時建議放存冰箱中，否則，有可能會被手指取藥時污染而酸敗。

按：

1、上述原料僅爲基本組成，若需加強其消炎效果，尚可添加黃柏、白尾蜈蚣等藥材。

2、對於不愼燙傷的病人，筆者建議宜先用冷水沖泡後，再塗抹紫雲膏，效果更佳。

3、台灣民間有的以紫雲膏塗治香港腳，亦見改善，其作用可能不是抗黴菌，而是改善皮膚健康狀況，使黴菌無法生存。用於水痘、帶狀疱疹時，可使患者較不易留疤痕。

4、紫雲膏中的紫草有抗菌作用，因此使用紫雲膏之前，只要用生理食鹽水或乾淨冷開水將傷口清洗乾淨即可，不需用其他消毒藥水。

5、紫雲膏的主要成份皆可食，如果塗抹在小孩身上或口唇附近，無須擔心誤食。又紫雲膏爲純中藥製成，溫和不刺激，無任何副作用，故每日塗抹次數不限。

6、坊間市售紫雲膏，有的將黃蠟比例降低，雖使藥膏較軟易於使用，但遇熱蠟融，藥膏較易從藥盒中溢出，故平日應保存於陰涼處，如果隨身攜帶時，最好放在塑膠袋裏，免得受熱藥膏融化跑出來，將衣物染紅了。

7、如果衣服不愼被紫雲膏染紅了，不必緊張，只要在衣服進洗衣機之前，先用肥皂將染紅部位搓洗一下，即可將之洗淨。

台灣民間名方－五癀湯

文 / 洪心容

（前言）

在台灣眾多民間驗方中，「五癀湯」是較常被提及的藥方，而此方之用途，由其名稱即可理解，「癀」是台語，指發炎的意思，意謂此方有消炎、退癀作用，又其組成藥材之藥名皆以「癀」字結尾，也就是藥方中各個藥材皆有消炎功效，且共有五味藥材，故名「五癀湯」，筆者在野外帶領藥草研習的經驗中，常遇見學員問到：「五癀湯是什麼？」，本文特將五癀湯之組成及其組成藥材之基原作一簡單敘述與探討，希望對讀者們有幫助。

（內容）

據先師甘偉松教授所著《台灣植物藥材誌》記載：五癀湯的組成是虎咬癀、柳枝癀、茶匙癀、大丁癀、鼠尾癀各10公分（台灣民間驗方中藥材之使用劑量單位常見「公分」，1公分相當於1克），以下即針對此五種藥材加以討論：

1. 虎咬癀

基原：唇形科植物白花草【*Leucas chinensis* (Retz.) R. Br.】之乾燥全草。

性味：味苦，性涼。

功能：消炎、止痛、利尿、解毒。

主治：肝炎、泌尿道結石、尿血、腸胃炎、中暑、腸脹風、子宮發炎、咽喉腫痛、解酒毒等。

說明：本藥材來源也可能是唇形科的耳挖草、金錢薄荷等。

2. 柳枝癀

基原：菊科植物鹹蝦花【*Vernonia patula* (Dryand.) Merr.】之

乾燥全草。

性味：味辛、微苦，性平。

功能：清熱利濕、散瘀消腫。

主治：感冒發熱、頭痛、乳腺炎、急性胃腸炎、痢疾；外用治瘡癤、濕疹、蕁麻疹、跌打損傷等。

說明：本藥材來源也可能是菊科的一枝黃花。

3. 茶匙癀

基原：菫菜科植物匍菫菜(*Viola diffusa* Ging.)、台灣菫菜(*Viola formosana* Hayata)、紫花地丁(*Viola mandshurica* W. Becker)等同屬之乾燥全草。

性味：味微苦、甘，性寒。

功能：清熱利濕、袪風解毒。

主治：風熱咳嗽、痢疾、淋濁、癰腫瘡毒、眼瞼炎、燙傷、腎炎、尿毒症等。

說明：本藥材來源也可能是石竹科的雞腸草，唇形科的金錢薄荷，茜草科的鴨舌癀。

4. 大丁癀

基原：衛矛科植物疏花刺果衛矛(*Euonymus laxiflorus* Champ. *ex* Benth.)之根、莖皮。

性味：味甘、淡，性微寒。

功能：清涼、解毒、袪風濕。

主治：風濕痺痛、跌打損傷、筋骨酸痛、體虛脫肛等。

說明：本藥材來源也可能是桑科的黃金桂。

5. 鼠尾癀

基原：爵床科植物爵床(*Justicia procumbens* L.)之全草。

性味：味辛、鹹，性寒。

功能：退寒熱、利水、消炎、解毒。

主治：眼睛紅腫、腎炎、肝炎、卵巢發炎、小兒胎火旺、眼屎多等。

說明：唇形科植物白花草有時也稱「鼠尾癀」。

（結論）

上述五種藥材之「基原」項目中，原則上取該藥材較常被採用、較被認同的來源植物爲主，其他尚有可能者一律於「說明」補充，但由於台灣民間藥常有同名異物或同物異名諸多現象，所以，欲詳盡敘述某種藥材之全部可能基原實有困難，敬請讀者們見諒。而五癀湯是少數台灣民間被獲肯定的藥方，若能將各藥材的基原進行臨床經驗的探討，並統一其基原，則對於五癀湯在中醫臨床上之應用，應該有很大的助益。

（參考文獻）

甘偉松 1991 藥用植物學 台北：國立中國醫藥研究所。

甘偉松 1980 台灣植物藥材誌(1～3) 台中：中國醫藥出版社。

姚榮鼐 1996 台灣維管束植物植種名錄 南投：國立台灣大學農學院實驗林管理處。

許鴻源 1972 台灣地區出產中藥藥材圖鑑 台北：行政院衛生署中醫藥委員會。

行政院衛生署中醫藥委員會 2003 台灣藥用植物資源名錄 台北：行政院衛生署中醫藥委員會。

台灣植物誌第2版編輯委員會 1993～2000 台灣植物誌第2版(1～5卷) 台北：台灣植物誌第二版編輯委員會。

2006全國藥用植物團體聯誼會暨會員驗方研討會

指導單位：財團法人國定文教基金會
主辦單位：台中市藥用植物研究會
協辦單位：行政院農業委員會新社種苗改良繁殖場
台灣省民間藥用植物研究會
南投縣藥用植物研究會
彰化縣藥用植物學會
時間：中華民國95年2月24日(星期五)
地點：行政院農業委員會新社種苗改良繁殖場

◎宜蘭縣藥用植物學會理事長　張火金　提供驗方2則

驗方1.毒蛇咬傷—神經毒（腫脹）：外用「龍葵葉」用自己之嘴咬碎，貼於患處，乾後續貼；內服「龍葵葉」煮湯喝。

驗方2.毒蛇咬傷—出血性毒（不腫）：外用「咸豐草」用自己之嘴咬碎，貼於患處，乾後續貼；內服「咸豐草」煮湯喝。

◎台灣省民間藥用植物研究會理事長　石榮通　提供驗方3則

驗方1.治肺炎：牛奶埔葉搥汁服用。

按：牛奶埔

學名：*Ficus erecta* Thunb. var. *beecheyana* (Hook. et Arn.) King

科名：桑科 Moraceae

別名：牛乳甫（質問）、牛乳房、牛乳埔、牛乳婆、乳漿仔（台灣）、牛奶仔、山牛奶、牛奶珠、毛天仙果、野枇杷（浙江）、牛乳榕、天仙果。

用部：莖葉

性味：甘、淡、溫。

驗方2.治皮膚炎（癌）、富貴手：豨薟草4兩，搗汁加酒，擦之。

按：豨薟草

學名：*Sigesbeckia orientalis* L.

科名：菊科 Compositae

別名：黏糊草、鎮靜草、感冒草。

用部：全草

性味：苦、寒。

驗方3.治痔瘡：鐵拳頭花，乾燥後研末，加凡士林塗之。

按：鐵拳頭

學名：*Acmella paniculata* (Wall. *ex* DC.) R. K. Jansen

科名：菊科 Compositae

別名：金鈕扣草、六神草、金再鉤。

用部：全草

性味：辛、苦、微溫。

◎高雄市藥用植物學會理事長 邱錫山 提供驗方3則

驗方1：鴨跖草、蒲公英各1.5兩，金銀花1兩，鳳尾草、含殼草、淡竹葉各2兩，射干莖3錢。

用法：本藥方鮮品或乾品皆可，水煎服，6碗水煎剩一碗半，分2次服用（飯後1小時）。

療效：治扁桃腺炎及喉嚨發炎。

驗方2：白豬母乳、紅甘蔗頭（6節）、山藥、葛根、瓜蔞根、消渴草、枸杞樹皮，以上各一把。

用法：本藥方採用乾、鮮品混合使用亦可，煎水當茶飲用。

療效：專治消渴症（糖尿病），可降低血糖，具生津止渴作用。

驗方3：金錢草、海金沙各2兩，筆仔草、虎杖各1兩，虎咬?、貓鬚草、馬蹄金、車前草各1.5兩。

用法：本藥方皆鮮品，用12碗水煎剩3碗，分3次、飯後1小時飲用，直到結石消失才停服。

療效：專治膽、腎、膀胱結石症。

◎彰化縣藥用植物學會 陳溪泉 提供驗方1則

感冒咽喉腫痛

組成：地耳草、黃花虱母子各2兩，射干5錢。

用法：水煎服，早晚各一碗，飯後溫服。

◎彰化縣藥用植物學會理事 高一忠

清胃散之藥理研究

主治：胃有積熱，上下牙痛，牽引頭痛，滿面發熱，其牙喜寒惡熱，或牙齦潰爛，或牙宣出血，或唇口頬腮腫痛。

組成：黃連3錢、當歸2錢、生地黃5錢、牡丹皮3錢、升麻1錢。

臨床應用：齒齦炎、口腔炎、三叉神經痛屬胃火上攻者。

藥理分析：

1. 當歸：含阿魏酸、醣類、胺基酸、維他命B12，具有補血、行血、鎮靜、抗炎、抗菌、促進傷口癒合之功能，亦具有消腫痛、治氣虛血熱等症。
2. 生地黃：具清熱涼血之功能，可治各種出血症，用於陰虛內熱、衄血、陰虛火旺等症，這些症狀即是導致牙齦出血的重要原因。
3. 黃連：解熱、消炎、解毒，具有保護黏膜組織損傷的作用，又具有抗病毒、抗綠膿桿菌，治療幽門桿菌感染（痞滿），抑制葡萄球菌，治瘡癤等症，可應用於消滅牙斑菌，該菌即造成牙周病的主因。

4.牡丹皮：具清熱涼血、活血去瘀、抗菌功用，及治療熱症出血之療效。含有牡丹皮酚苷、丹皮酚新苷、丹皮酚原苷、芍藥苷、氫氧基芍藥苷、丹皮酚等，具抗炎作用，能抑制炎症組織的通透性，即抑制PGE2的生合成，同時亦有抑制血清補體的活性，換句話說即是能增強抗炎的效果。牡丹皮在發揮抗炎作用時，不會抑制正常體液的免疫功能，所含的牡丹酚(Paeonol)能抑制醋酸(Acetic acid)或5－HT(Serotonin)所引起的毛細血管通透性的增高，因此具有消腫鎮痛的效果。當血管通透性增加，即會產生水腫及末梢神經對痛覺興奮的疼痛現象。

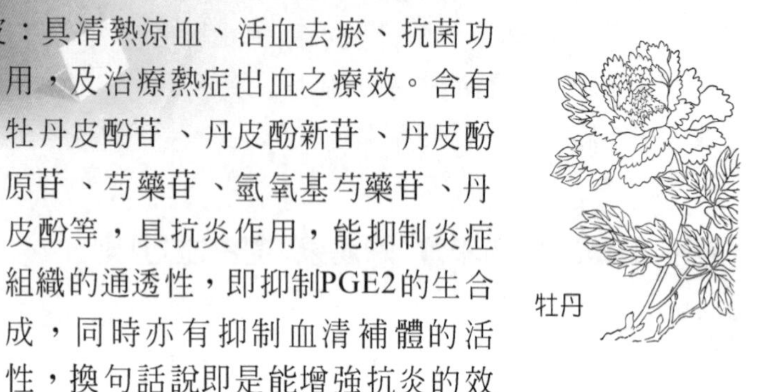
牡丹

5.升麻：具有解熱、鎮痛功效，及治療胃炎牙痛、牙齦癌功效，能抑制金黃色葡萄球菌；具有抗細菌、抗眞菌、抗炎、鎮痛之作用。

結論：本方具有優良的抗菌、抗炎、消腫，及對潰瘍部位有修復作用，而此種作用是透過體內免疫力增強所達成，與西藥之治標方式不同。

◎嘉義市藥用植物學會理事長　胡森雄　提供藥草3種

藥草1：刀傷草

學名：*Ixeridium laevigatum* (Blume) J. H. Pak et Kawano

科名：菊科 Compositae

別名：一枝香、三板刀、黃花草、道光英、雙板刀、馬尾絲、大

公英、大本蒲公英

效用：全草有行血消瘀，清熱解毒，理氣健胃之效

應用：治胃潰瘍、胃痛特有效。馬尾絲4兩(鮮品)、泥鰍半斤，先將馬尾絲以7碗水煎成3碗，再與泥鰍一起放入電鍋燉30分鐘，分3次服用。

藥草2：仙草

學名：*Mesona chinensis* Benth.

科名：唇形科 Labiatae

別名：仙人凍、仙人草、仙人伴、仙草舅、涼粉草

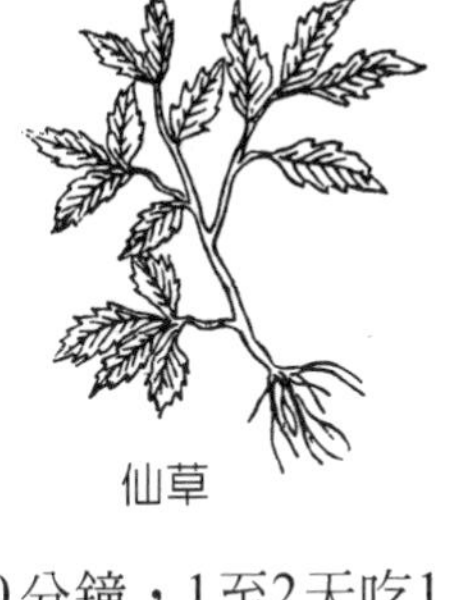
仙草

應用：治肺病，可用新鮮的仙草5兩或乾品3兩，用10碗水煎成5碗，再用藥汁燉半隻土雞，或洗淨豬肺4分之一付，燉40分鐘，1至2天吃1付，連吃3至5帖即可，保養則每週再吃1帖，連吃2個月。

藥草3：菟絲草

學名：*Cuscuta australis* R. Br.

科名：旋花科Convolvulaceae

別名：無根草、豆虎、菟絲、金絲草、吐血絲、天碧草、菟縷。

菟絲

應用：治細菌性（葡萄球菌）引起之下痢腸胃炎很有效，新鮮菟絲草1把約1兩的份量，用3碗水煎成2碗，服下1碗後，4小時後再服1碗，即能治療腸胃的疾病。

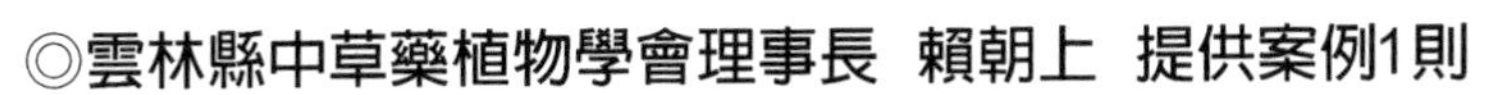
◎雲林縣中草藥植物學會理事長　賴朝上　提供案例1則

症狀：鏈珠球菌感染引起腎臟病變（尿毒）兩腎發炎腫大、肌酸

肝及尿素氮都超過正常值、排尿困難、全身水腫、嘉義市基督教醫院判定要洗腎，經投以中草藥治療連續服2星期，兩腎消腫，尿毒消失，但還有潛血現象及尿蛋白再變化，中草藥方續服20帖，潛血已改善，蛋白尿症狀還在改善中。

一、鏈珠球菌感染引起腎臟病變（尿毒）兩腎發炎腫大：

藥方：沙吧蛇草（憂遁草）、頭花香苦草、匍地錦竹草（怡心草）各2兩，茜草根1兩。

二、潛血現象：

藥方：沙吧蛇草（憂遁草）、匍地錦竹草（怡心草）、綠莧草各2兩。

三、蛋白尿症狀：

藥方（將軍蛋方）：生大黃3分，將土雞蛋頂尖敲破一孔，入大黃粉，紙糊炊熟，空腹服用（切勿失眠）。

按：

1.沙吧蛇草

學名：*Clinacanthus nutans* (Burm. f.) Lindau

科名：爵床科 Acanthaceae

別名：青箭、柔刺草、對節草、雞骨草、扭序花、千里草、沙巴蛇草。

用部：全草

2.頭花香苦草

學名：*Hyptis rhomboides* Mart. et Gal.

科名：唇形科 Labiatae

別名：白冇骨消、紅冇骨消、冇骨消、吊球草、頭花假走馬風。

用部：全草

3.綠莧草

學名：*Alternanthera payonychioides* St.

科名：莧科Amarantaceae

別名：法國莧、腰子草、腎草。

用部：全草

4.茜草根

學名：*Rubia lanceolata* Hayata

科名：茜草科 Rubiaceae

別名：金劍草、紅根仔草、茜草。

用部：根莖

5.匐地錦竹草

學名：*Tripogandra cordifolia* (Sw.) Aristeg

科名：鴨跖草科 Commelinaceae

別名：怡心草。

用部：全草

◎南投縣藥用植物研究會理事長 白文智 提供驗方3則

驗方1：

功效：治膀胱發炎、乾咳、無尿或血尿

藥材：車前草、苦藺、甜珠草、筆仔草各5錢

煎煮法：5碗水煎成3碗，分3次喝。

驗方2：

功效：治肝炎、水腫

藥材：水丁香、（土）香附、五爪金英、甜珠草、白花蛇舌草

煎煮法：5碗水煎成3碗，分3次喝。

驗方3：

功效：治飛蛇

藥材：武靴藤、校殼刺、雙面刺各3錢，枳殼2錢，魚針草1兩，薄荷1錢

煎煮法：5碗水煎成3碗，加黑糖，分3次喝。

按：「校殼刺」即菝契科(Smilacaceae)植物菝契，學名爲*Smilax china* L.，別名：金剛藤、狗骨仔、金剛刺、鱟殼刺，通常使用根、莖。味甘，性溫。

◎台中市藥用植物研究會　傅順瑞（埔里松林藥園負責人）提供

治療飛蛇身偏方：

1.芸香嫩莖葉6兩，米酒150毫升絞酒汁（內服每次50毫升，外用塗患處一次，由外圍往內用筆圈塗）。

2.羅氏鹽膚木嫩莖葉6兩，米酒150毫升絞酒汁（內服每次50毫升，外用塗患處一天多次，由傷口外圍往內圈塗）。

3.碎米薺（鵝不吃草）4兩，米酒120毫升絞酒汁（內服每次50毫升，外用塗患處一天多次，由傷口外圍往內圈）。

4.龍牙草6兩，米酒150毫升絞酒汁（內服每次50毫升，外用塗患處一天多次，由傷口外圍往內圈塗）。

5.過山香5兩嫩莖葉，米酒150毫升絞酒汁（內服每次50毫升，外用塗患處一天多次，由傷口外圍往內圈塗）。

6.藤紫丹（倒爬麒麟）嫩莖葉5兩，米酒130毫升絞酒汁（內服每次50毫升，外用塗患處一天多次，由傷口外圍往內圈塗）。

7.鯽魚膽、李仔葉、路蕎塊莖，絞汁沖酒由外圍往內塗，圈患處。

8.大甲草、石菖蒲各2兩，米酒一罐浸一個月（塗患處由外圍往內塗圈）。

9.馬利筋、蝙蝠藤、釘地蜈蚣嫩莖葉米酒130毫升絞酒汁（塗患處，往內塗圈）。

10.七葉一枝花（蚤休）塊莖，磨汁沖酒塗患處，由外圍往內圈塗。

11.黃藤、倒吊金鐘、苦林盤、金線蓮、七葉蓮、川七、青半夏煎酒服。

◎台中市藥用植物研究會監事 黃顯昌 提供

1.跌打損傷、骨膜破裂、或骨裂未斷或扭傷瘀青、消腫痛

劉寄奴、旱蓮草、梔子同量，梅片少許研粉，搗鮮淮山成膏狀攤在不織布上，外敷，乾則換，能迅速消腫、活血、促進骨膜癒合，沒有後遺症。骨斷者需先接骨，外敷時加炮製水飛自然銅，能促進癒合。筋斷者加續斷，並將淮山改爲蟹同搗，能續筋。

2.感冒後遺症、久咳不止、喘不得臥、肺積水、膿瘍

魚腥草1兩、車前草5錢、半枝蓮5錢（肺火大用1兩）、萬點金1兩（先煎），水煎服，能排膿，消積水，止咳，定喘。

3.風火熱目、紅絲、眼睛模糊

望江南（豆科，又名：決明子）嫩葉洗淨切碎，煎雞蛋或煮湯，常服。能降眼壓、清風熱、明目。

◎台中市藥用植物研究會常務理事 范美容 提供

芒草(*Miscanthu sinesis* Andersson)

1.芒草形如蘆葦，同屬禾本科植物，也有相同功用的芒草心３條（每條7公分左右）沾少許鹽，生用慢慢吞服，可完全治好中暑虛脫性的上吐下瀉，因不能飲食，第一條幾乎吐掉，再慢慢服食二條，神效。

2.結婚多年燥熱氣鬱型早洩、不能同房，同芒草幼嫩筍心一斤慢燉6小時成糊狀，夜凍露水一宿，神效生子。

龍眼(*Euphoria longana* Lam.)

1.虛汗、盜汗、不眠、惡夢：龍眼肉1兩、蜜枇杷葉5錢、生熟酸棗仁各3錢，於每晚睡前溫服持續一星期，神效。

2. 疝氣：用龍眼核（去黑皮）、枇杷核、橄欖核、荔枝核、柚子核、桔子核，搗破煎水服。

3. 狐臭：龍眼核（去黑皮）10枚加胡椒仁27枚，汗出頻頻擦乾。

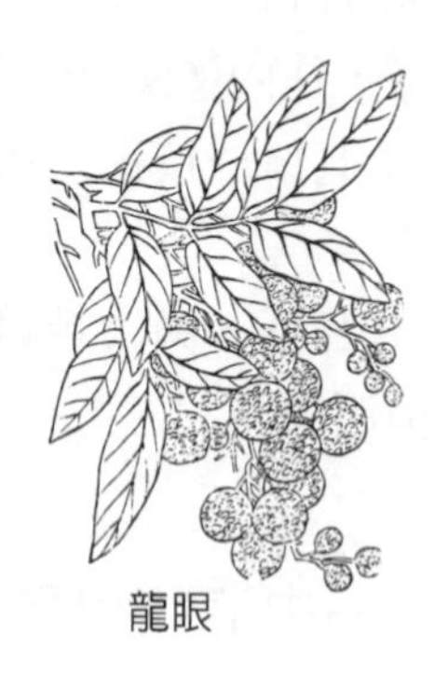
龍眼

◎台中市藥用植物研究會理事 陳輝南（阿蘭百草店負責人）提供

1.肝炎：六角英、白鳳菜、八卦草（彩葉草）、左手香，一起打汁 。

2.退癀、消炎、解熱：半枝蓮、蛇舌草、玉米鬚、柴胡、白馬蜈蚣，水煎服。

3.肝病：馬胡、丁豎杇、小金英、柳仔茄、白馬蜈蚣、五斤草，水煎服。

4.癌症：白花蛇草2兩、半枝蓮1兩、鐵樹1葉、兔仔草1兩，紅棗18粒，第一次12碗水煮3碗，第二次3碗水煮1碗，將第一次及第二次共混在一起，1日份當茶飲。

◎台中市藥用植物研究會 陳錫賢（阿賢青草行負責人）提供

1.喉癌：蒲葵子（奇扇子）燉瘦肉，早、晚服用。

2.糖尿病：紅色的腰只草一把，水煎服。

3.改善風熱頭痛

【藥材】：白芷2錢、防風1錢、荊芥1錢、薄荷1錢、綠茶1錢、適量冰糖。

【作法】：白芷、防風、荊芥加水3杯，煮沸後改用小火煮3分鐘略爲悶後，再煮沸一次後，加入薄荷、綠茶後一煮沸即可熄火，加蓋悶至微濁即可茶飲，味道十分芳香，亦可加入少量冰糖調至喜愛的甜味。

【說明】：本茶劑最適合感冒頭痛，特別是前額部分之疼痛或血虛之偏頭痛。白芷具有祛風解表、止痛、消腫排膿作用，而其芳香成分具有刺激中樞神經興奮，因此亦爲中醫治感冒頭痛常用主藥材之一。

養生談

《素問》謂：「恬淡虛無，眞氣從之；精神內守，病安從來」這說明了人們注意道德和精神的修養，能使精氣充足、身體強壯，並能控制情志病的發生，抵禦外邪，保障身體健康。

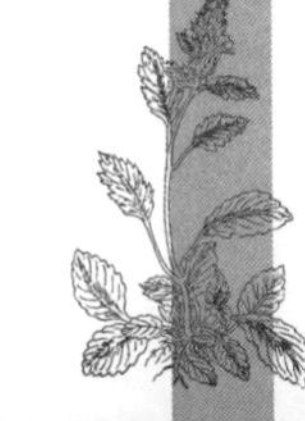

治胃潰瘍驗方經驗談

文／黃世勳

現代人生活壓力大，胃潰瘍已是常見疾病之一，談到胃潰瘍的發生，起因於當胃酸分泌或胃黏膜的防禦功能失去平衡時，因此若胃酸分泌增加（如：Zollinger-Ellison syndrome），或胃黏膜防禦功能降低（如：服用NSAIDs），或兩者並存時（如：幽門螺旋桿菌*Helicobacter pylori*感染），潰瘍即可能發生。

哪些人容易發生潰瘍呢？包括：生活緊張、嗜好抽煙、酗酒、多喝含咖啡因飲料、家族遺傳史、幽門螺旋桿菌感染等，過量服用某些西藥亦可能引發，如：Aspirin、NSAIDs、Indomethacin、Phenylbutazone等，患有某些疾病，如：Gastrinoma、Chronic renal failure、Cushing's diseases等，亦是可能引發潰瘍的危險群。

曾患過胃潰瘍的病患都知道，只要生活緊張，或者又再次酗酒、多喝含咖啡因飲料等，潰瘍現象隨時可能復發，所以「容易復發」是最困擾胃潰瘍病患的問題，筆者就讀高中時代，由於升學壓力大，引發胃潰瘍及出血，雖然西醫處理了急性期，但事後胃部仍時常隱隱作痛，壓力一大，便有復發現象，幸好有鄉下前輩指導服用草藥，而鮮少復發，現略述驗方如下：

1. 當胃部有隱隱作痛時：取新鮮七娘媽花頭2~3塊，切片與瘦肉、米酒頭加水共燉。

按：七娘媽花頭又稱「煮飯花頭」，其為紫茉莉科的紫茉莉(*Mirabilis jalapa* L.)之塊根，呈紡錘形且具肉質，但切勿購買乾品，據業者表示乾品多來自大陸，缺乏黏液質，較無藥效。

2. 胃潰瘍之後，平常保養胃壁：取藤三七之珠芽洗淨烘乾後，研成粉末，每日早晚各服用1.5~3克（中醫診所或中藥房所附贈之藥匙，通常一尖匙約為1.5克，即1~2匙），對於降低潰瘍的復發率效佳。

按：藤三七【*Anredera cordifolia* (Tenore) van Steenis】屬於落葵科植物，由於其珠芽外形酷似中藥材「三七」，而被台灣民間誤稱爲雲南白藥、三七或川七。

養生談

從胃炎、胃潰瘍到胃癌的進程說法是無根據的。但是胃潰瘍發生後，很可能因而受刺激演變爲癌的危險性高。但胃癌若能早期發現、手術治療的五年存活率達百分之百。

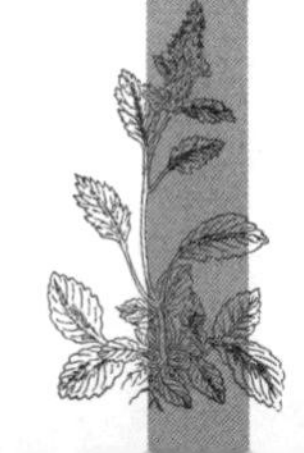

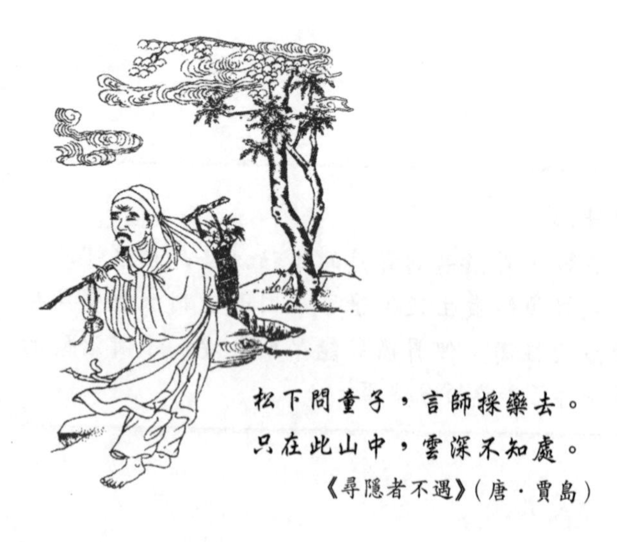

松下問童子，言師採藥去。
只在此山中，雲深不知處。

《尋隱者不遇》(唐・賈島)

台灣民間藥草實驗錄

醫藥資訊網 3　(EZ003)

出版者：文興出版事業有限公司
營業部：台中市西屯區上安路9號2樓
電話：（04）24521807　傳真：（04）24513175
總公司：台中市西屯區漢口路2段231號
電話：（04）23160278　傳真：（04）23124123
發行者：台中市藥用植物研究會
地址：台中市南屯區大墩路23號
電話：（04）24734001　傳真：（04）24757301
總經銷：紅螞蟻圖書有限公司
地址：台北市內湖區舊宗路2段121巷28號4樓
電話：（02）27953656　傳真：（02）27954100
發行人：林進文
總策劃：廖隆德、洪心容、黃世勳
作者：台中市藥用植物研究會
伍照耀、李倉祐、李連成、林文雄、林進文、林錦雲
邱年永、洪心容、徐謹文、張春培、張春霖、許民鏞
陳木嘉、陳金塗、陳季言、陳盈芬、陳輝南、曾啓宗
曾萬丁、黃世勳、黃明日、黃冠雲、黃美紅、廖隆德
劉醇郁、蔡政純、鄭木榮、賴坤璋、謝文全、羅漢平
欉新寬（依姓氏筆畫順序排列）
主編：陳冠婷
協編：潘怡君
執行監製：賀曉帆、蘇金好
美術編輯/封面設計：林士民
繪圖：劉盈君、謝靜宜、陳冠婷
封面攝影：黃世勳、洪心容
初版：西元2006年5月
定價：新台幣199元整
ISBN：986-82262-0-1

國家圖書館出版品預行編目資料

台灣民間藥草實驗錄 / 台中市藥用植物研究會 作 — 臺中市 : 文興出版 : 台中市藥用植物研究會發行, 2006〔民95〕

面; 公分. —（醫藥資訊網 : 3）

ISBN 986-82262-0-1(平裝)

1. 藥材 2.方劑學（中醫）

414.3 95007946

展讀文化出版集團
flywings.com.tw